Huit jours pour habiter son corps

Remerciements

Les auteurs tiennent à remercier tous ceux et celles qui ont accepté de relire le manuscrit, participant par leurs remarques à sa réalisation : M. Jérôme Desbouchages, le père Paul Gouband, Mme M. Denort, Pierre Bonhommeau, formateur Vittoz, M. J.-M. Billé, président de Radio Accords, M. et Mme Gourrier, Mme B. Roques, psychomotricienne, M. X. Le Scour, masseur kinésithérapeute, M. Thierry Louzier et bien entendu l'équipe éditoriale de *Prier* avec en particulier Mme. E. Marshall, et M. J.-Cl. Noyé.

« Chair contradictoire,
criblée de coups et souveraine,
pétrie d'impossibles désirs
et jetée aux orties,
chair humiliée
et chair d'humanité :
accepter ta présence
est le premier acte
qui fait de toi un corps.
Car la parole faite chair
invite la chair à devenir parole. »

Mgr Albert Rouet [1]

Sommaire

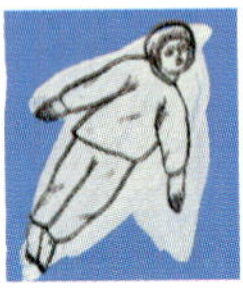

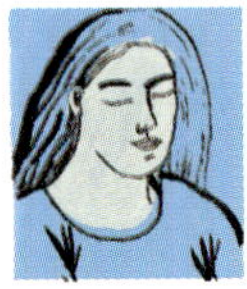

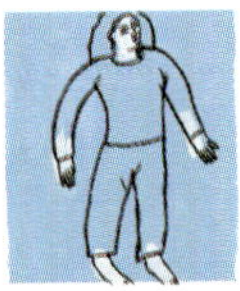

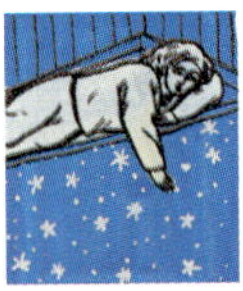

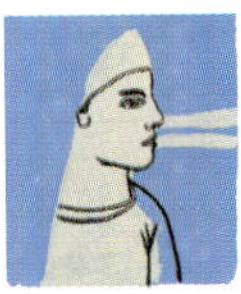

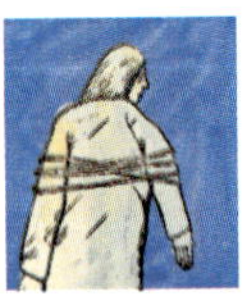

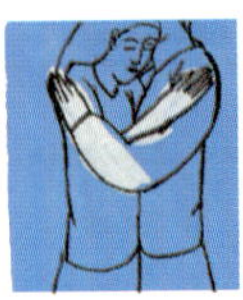

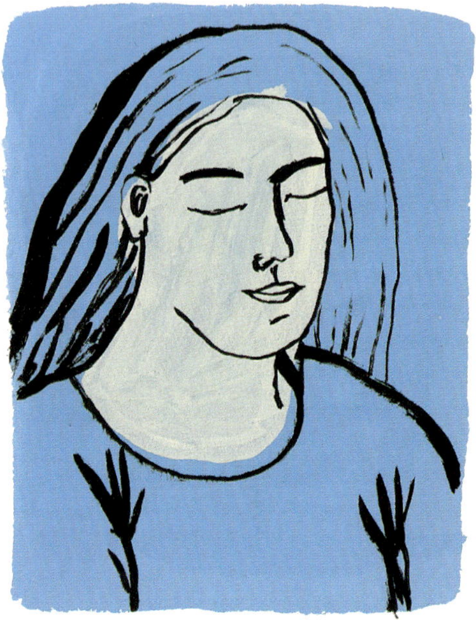

« Insensé que l'homme
qui boit à la mare
et oublie la fontaine
qui jaillit en sa demeure. »

Angélus Silésius (2)

Du corps méprisé au corps adulé…

«Vivre en harmonie avec son corps,
qui d'entre nous n'en rêve pas ?
Pourtant rares sont ceux qui y parviennent sur le long terme. Nous connaissons tous des états de grâce suivis de pics d'insatisfaction, voire de rejet.
Chef-d'œuvre ou prison, accessoire ou objet de culte, le statut que nous donnons à notre corps oscille souvent entre les deux extrêmes.
Comment parvenir à établir un traité de paix un peu durable avec ce compagnon à la fois étranger et intime ? »

Ces quelques lignes introductives d'un dossier consacré au corps, réalisé par la revue *Psychologies* en 2002, illustrent parfaitement la manière dont les uns et les autres nous considérons notre propre corps. Tantôt objet de culte, tantôt prison, nous oscillons entre deux extrêmes, ayant bien du mal parfois à nous situer face à ce corps auquel nous sommes indissolublement liés.

Cependant, force est de constater qu'après avoir été méprisé, le corps est actuellement l'objet de toutes les attentions : crèmes, pilules pour maigrir ou pour bronzer, rayons ultraviolets, thalassothérapies, massages, relaxation, gymnastique douce... Tout est fait pour que nous en prenions soin et de nombreuses revues, émissions de radio ou de télévision nous prodiguent régulièrement des conseils afin que nous puissions nous sentir bien dans « notre peau », selon l'expression consacrée, et vivre mieux.

On ne peut que se réjouir de ce retournement, tant en Occident le corps a été oublié, voire condamné, durant des siècles !

Caché, rejeté, détesté, le corps semble, en effet, avoir été notamment humilié par des pans entiers de la tradition chrétienne. Source et instrument du péché, ce corps devait être puni constituant un véritable obstacle à l'union avec Dieu !

Cette approche négative du corps a largement imprégné l'inconscient collectif. C'est pourquoi, beaucoup de nos contemporains cherchent aujourd'hui à se libérer de cette tutelle, à l'origine d'attitudes parfois névrotiques. Ainsi, Jean-Louis Servan-Schreiber, directeur de la revue *Psychologies*, expliquait en 2001 dans l'*Express* que notre société cherchait à se libérer de 2000 ans de « terrorisme chrétien ». Allant encore plus loin, Michel Onfray, philosophe, n'hésite pas quant à lui à déclarer dans son ouvrage *Féeries anatomiques* qu'il faut déchristianiser la chair pour vivre enfin avec son corps car « tant que dure la chair chrétienne, le corps paraît impossible [3] » !

Ces critiques ne sont ni à écarter, ni à ignorer, car malheureusement en partie justifiées.

Au fil des siècles, certains grands mystiques n'ont pas hésité, en effet, à s'infliger des châtiments corporels qui laissent aujourd'hui perplexes [a], confondant la maîtrise du corps et son humiliation !

> «... Macaire demeure six mois, nu, dans un marais infesté de moustiques, dans le but d'expier un geste qui l'avait fait écraser l'un d'eux ; une autre fois, le même découvre un cadavre dans un tombeau, et s'en est fait un oreiller...
> Siméon, couvert de pourriture, ses plaies grouillantes de vers, stationne en haut d'une colonne de vingt cinq mètres de haut exposé aux intempéries [4]... »

Ni l'art, ni la littérature n'ont été épargnés par ce rejet. Combien de tableaux, de statues ont été « censurés », par honte du corps ! Molière, à l'esprit acerbe, avait bien noté cette dérive, voire cette hypocrisie, et le cri faussement effrayé de Tartuffe à Dorine résonne encore à l'esprit de beaucoup :

> « Couvrez ce sein que je ne saurais voir ! Par de pareils objets les âmes sont blessées et cela fait venir de coupables pensées. » (Tartuffe, acte III, scène 2)

Instrument du « péché », le corps a donc été banni car coupable. Dès lors, le « seul » corps qui semble avoir été mis en avant par le christianisme est un corps souffrant.

« A partir d'un cadavre couronné d'épines, au flanc

[a] Notons que ces abus sont loin d'être le seul apanage des chrétiens ! Tous les grands courants religieux les connaissent et les pratiques utilisées sont les mêmes partout. Le corps semble ainsi poser un problème à tous les chercheurs d'absolu.

percé, asphyxié sur une croix et couvert d'ecchymoses, on extrapole une chair qui devient la norme : il s'agit dès lors de désirer cet état et de vouloir au quotidien cultiver la Passion [(5)]. »

Ainsi, le corps que l'on contemple dans les églises est celui du Christ : corps torturé, au visage tourmenté, couvert de sang et de plaies. Autre corps souvent représenté : celui de saint Sébastien, dont la statue est très présente dans les églises italiennes. Ce dernier semble traduire ce regard paradoxal de la société judéo-chrétienne sur la chair. Son corps, en effet, percé de flèches est, la plupart du temps, représenté très musclé, à l'image des athlètes grecs. Son attitude lascive conduit cependant celui qui le contemple à se demander s'il souffre vraiment, ou s'il prend plaisir à la souffrance qu'il subit.

Rejet du corps, plaisir dans la souffrance, certains de ceux qui nous ont précédés ont ainsi largement contribué à faire le lit des critiques adressées aujourd'hui au christianisme, voire de son rejet. Mais au-delà du regard chrétien sur le corps, c'est le regard de l'Eglise sur la vie et sur l'homme qui n'est plus aujourd'hui accepté. En survalorisant pendant trop longtemps la souffrance, les chrétiens ont pu laisser croire, c'est du moins ce qui a été retenu, que c'était la recherche du bonheur et de l'épanouissement personnel qui était, en fait, rejetée. Il est malheureux de constater qu'encore aujourd'hui, certains demeurent persuadés que les chrétiens considèrent la terre comme une « vallée de larmes ». Pour beaucoup, y compris des chrétiens, l'homme, coupable de vouloir être heureux, est appelé au contraire à souffrir afin d'unir sa souffrance à celle du Christ, trouvant ainsi comme saint Sébastien son plaisir dans la douleur !

Des questions incontournables

Il est cependant permis de se poser un certain nombre de questions face à ce « retour » du corps auquel nous assistons actuellement.

Tout d'abord, les critiques actuelles adressées au christianisme ne mettent l'accent que sur l'un des aspects de la spiritualité chrétienne, semblant oublier que la réalité est beaucoup plus complexe. Le corps, en effet, n'a pas toujours été rejeté par les auteurs chrétiens. D'ailleurs, et même si cela avait été le cas, rien n'interdit à une tradition, surtout si elle a deux mille ans d'histoire, d'évoluer et de reconnaître les dérives du passé. Un grand chantier est ouvert, et les chrétiens sont aujourd'hui incités à réagir et à inventer, au risque de sombrer dans l'oubli. Un véritable travail de « refondation » est nécessaire qui passe – entre autres ! –, par un nouveau regard à porter sur le corps, le plaisir, le bonheur, et l'épanouissement personnel…

De plus, la mise en avant d'un corps souffrant rappelle à ceux qui souffrent dans leur chair qu'ils ne sont ni rejetés, ni oubliés. En effet, si l'on ne mettait en avant dans les églises que des corps parfaits, selon les canons actuels de la beauté [b], ne risquerait-on pas de faire croire que l'aventure spirituelle est réservée aux seuls bien-portants ? La société ne serait-elle pas actuellement en train de succomber à une certaine forme d'hédonisme, l'attention portée au corps n'en constituant qu'une facette ? Cette tentation est à combattre avec vigueur, au risque de tomber un jour, peut-être proche, dans un eugénisme qui éliminerait tout ce qui ne correspond pas aux canons de la beauté, tels qu'ils sont actuellement définis par certains ! Que faire alors d'un corps handicapé ? Comment accepter un corps vieilli et diminué par les ans ? Si notre société devait un jour ne plus tolérer que des corps considérés comme parfaits, cela constituerait indéniablement un retour à la barbarie. L'époque n'est pas si lointaine sur l'échelle du temps, où certaines civilisations jetaient dans le vide les bébés qui naissaient mal formés, ou les filles, considérées comme un poids pour la famille...

Enfin, et si l'on peut regretter les erreurs du passé, le passage à une « ère postchrétienne », comme l'annonce Michel Onfray, telle une pythie sur son trépied, libère-t-il pour autant le corps de l'homme ?

Il est malheureusement permis d'en douter, et

---

[b] Notons au passage que ces canons ne cessent de changer selon les époques. Il y a un peu moins d'un siècle, il fallait avoir la peau très pâle et le bronzage était considéré comme vulgaire. De même, on préférait les femmes un peu enrobées. Aujourd'hui avoir le visage pâle est un signe de mauvaise santé, et les boutiques à bronzer, dont le danger pour la peau est souvent dénoncé, sont légions. Quant aux top-modèles mis en avant, ils sont à la limite de l'anorexie...

l'on peut à juste titre s'interroger. Soyons lucides !

Cette entreprise fort louable de réhabilitation du corps à laquelle nous assistons aujourd'hui n'est pas dénuée d'arrière-pensées. Elle représente avant tout une magnifique opération commerciale, que nous serions bien candides d'ignorer.

> « Révolution dans la toilette ! En trente ans, les dépenses d'hygiène et de beauté ont doublé... pour atteindre 5,7 milliards d'euros en 2000. La propreté – obligation morale au début du xxᵉ siècle, nécessité sociale il y a cinquante ans – s'affiche désormais comme un plaisir. Hommes et femmes n'hésitent pas à tenter de nouveaux gestes. Monsieur, notamment, bouscule les tabous (6)... »

Compte tenu de ses excès, cette entreprise ne risque-t-elle pas, à terme, de se retourner contre l'homme lui-même ?

Pour preuves, ces publicités qui ne cessent de fleurir dans les médias, audiovisuels ou écrits, où des corps « splendides » sont sans cesse proposés à notre vue. A travers elles, le corps mis en avant n'est-il pas réduit au rang d'objet, ne constituant finalement qu'une incitation à la consommation ?

Corps trop parfaits d'hommes et de femmes qui, même pour un parfum, se dénudent, éveillant en nous un désir difficilement maîtrisable afin de nous rendre plus vulnérables...

Corps pleins de santé, à la recherche du bien-être et du plaisir, s'enlaçant pour mieux nous emprisonner dans la recherche éternelle de l'élixir de beauté, qui nous protégera artificiellement et pour un temps limité « des outrages » du temps...

Corps qui nous invitent à dépenser sans compter notre argent pour ressembler aux modèles qui nous sont imposés… Au risque de nous dégoûter de notre propre corps, et de nous-mêmes, quand nous n'arrivons pas à le transformer…

Corps qui nous incitent à vivre en surface, dépendants et victimes du regard de l'autre, empêchant ainsi les réconciliations les plus intérieures…

Corps qui semblent vouloir nous faire oublier que nous sommes mortels et sujets à la maladie, nous entraînant dans le désespoir quand elle survient, les ayant, à tort, trop longtemps bannies de notre esprit…

Ainsi, cette mise en avant du corps, loin de nous aider à grandir, risque au contraire parfois de nous désespérer, nous encourageant à rechercher un corps « imaginaire, virtuel » qui n'existe que sur les écrans ou dans les magazines.

Le danger est tel que désormais certains n'hésitent pas à nous mettre en garde :

> « Quand 86 % des femmes se déclarent insatisfaites de leur anatomie, il ne s'agit plus de souffrir pour être belle, mais de se torturer pour acquérir une silhouette chimérique… C'est une société folle qui embrigade les femmes, et bientôt les hommes, dans une guerre sans fin contre soi-même où le but à atteindre, implacablement formaté à coup de régimes impossibles, de médicaments incertains et de chirurgie infernale, n'a plus rien d'humain. » (*Nouvel Observateur*, janvier 2004)

De fait, n'avons-nous pas échangé la tyrannie du « péché » contre celle de « l'apparence » ? La dictature de la culpabilité contre celle de l'illusion ? Le « terrorisme chrétien » contre le « terrorisme de la silhouette parfaite » dénoncé par Pascal Brückner dans son ouvrage *l'Euphorie perpétuelle* ?

Succombant au mythe grec où ce qui est beau est censé être bon, « notre corps fait de plus en plus fonction de carte de visite » (7). Ainsi, à l'école, à la fac, au travail, c'est notre physique qui est jugé en premier. Cela peut non seulement se révéler injuste, mais conduire sur de fausses pistes ! Les séries télévisées qui fleurissent actuellement, où la beauté plastique est mise en avant, participent tristement à l'entretien et au développement de ce phénomène.

Et pourtant !

Cependant, et même si l'exaltation actuelle du corps peut sembler excessive, une prise en compte de celui-ci, sur des bases saines, peut nous aider à trouver ce bien-être que nous recherchons tous. Elle participera de plus, à notre croissance humaine, nous permettant de porter sur nous-mêmes un regard juste, et de trouver ou de retrouver, si nous l'avions perdue, l'estime de soi. La manière dont nous traitons notre corps est, en effet, révélatrice du regard que nous portons sur nous.

La prise en compte et l'acceptation de celui-ci au cœur de notre vie sont donc essentielles. Nous ne pouvons pas vivre sans notre corps, et c'est avec lui que nous pourrons mener à bien le travail d'unification de notre être. Descartes (XVIIe siècle) avait très bien souligné ce lien qui nous unit irrémédiablement à notre corps dans les *Méditations métaphysiques* :

> « La nature m'enseigne aussi par ces sentiments de douleur, de faim, de soif, que je ne suis pas logé dans mon corps, ainsi qu'un pilote dans un navire, mais outre cela, que je lui suis conjoint, très étroitement et tellement confondu et mêlé que je compose un seul tout avec lui. »

Merveille de complexité, c'est bien par notre corps que nous sentons cette vie qui nous habite et qui bat en nous, même au plus profond de la détresse et de la souffrance.

C'est par son corps que le bébé, d'abord en rampant puis ensuite en marchant, découvre la réalité dans laquelle il a été plongé. Grâce à ses sens, le « petit homme » part à la découverte de son environnement, regardant, touchant, sentant, goûtant les objets rencontrés. Attentif aux sons, aux mimiques, aux contacts, aux gestes, il apprendra peu à peu à communiquer avec le monde extérieur. Dès l'enfance [c], nos cinq sens sont donc fondamentaux, nous permettant d'appréhender le monde dans lequel nous vivons. Quel dommage qu'avec le temps nous les négligions, car leur mise en œuvre compte beaucoup dans notre développement humain – et spirituel ! – et ce, jusqu'à la fin de notre vie.

C'est aussi par notre corps que nous entrons

[c] Notons que dès « la vie fœtale, les organes sensoriels entrent progressivement en fonction et leur ordre de développement est commun à tous les vertébrés : toucher, équilibre, olfaction-gustation, audition et vision ». A. Florin : *Introduction à la psychologie* (Dunod, 2003, p.14).

en relation avec ceux et celles qui nous entourent, leur témoignant par nos gestes notre soutien, notre amitié, notre amour, ou au contraire notre indifférence, voire notre haine.

> « Votre toucher est toujours porteur de votre qualité d'être. Vous savez bien qu'il est des mains que l'on n'aime pas serrer, et d'autres qui donnent l'impression d'être bénéfiques, de nous apporter la paix. »
>
> *Annick de Souzenelle* (8)

Tellement unis à notre corps, notre humeur, nos soucis, nos joies, nos peines, s'inscrivent en lui, imprimant implacablement sur et dans celui-ci ce que nous n'osons plus exprimer. Maux de dos, de ventre, ulcères, maladies de peau constituent autant de signes visibles de nos invisibles difficultés, de nos peurs les plus secrètes, du mal-être et du stress dont nous sommes les victimes…

Notre corps imprime ce que notre esprit n'exprime pas ! Il est heureux de pouvoir désormais parler, sans complexe et sans peur de passer pour ridicule, de « mémoire du corps ». Ainsi, Alain Prochiantz, neurobiologiste, directeur de recherche au CNRS affirme :

> « Notre corps a une mémoire ! Le système nerveux évolue tout au long de notre vie. Au fur et à mesure que les neurones et les synapses se renouvellent, nos expériences s'impriment dans nos tissus (9). »

De mille façons, notre corps parle, nous parle. Sachons l'écouter avant qu'il ne soit trop tard. En effet, si la tyrannie de l'apparence peut faire de nous des esclaves, une prise en compte harmonieuse et équilibrée du corps peut nous ouvrir à une meilleure connaissance de nous-mêmes, mais aussi des autres.

De même, c'est par notre corps que nous participons au monde de la matière et de la vie, que nous soyons bien portants ou malades... C'est par lui que nous sommes présents sur la terre et au sein du cosmos, plantés entre l'infiniment petit et l'infiniment grand !

Alors, comment vivre avec « ce corps que nous sommes » ? Sachant, comme nous l'avons déjà dit, que la manière dont nous le traitons est révélatrice de la manière dont nous nous considérons.

Mais l'importance de notre corps ne s'arrête pas là !

Dans la recherche spirituelle qui nous anime, notre corps doit-il être considéré comme un allié ou un ennemi ? Porteur de vie, ne pourrait-il pas être aussi le vecteur nous faisant passer du visible à l'invisible ? C'est à cette seconde question que nous allons maintenant nous attacher, nous fondant plus particulièrement sur la tradition chrétienne, extrêmement riche en ce domaine.

Le corps : ami ou ennemi de ma quête spirituelle ?

De tout temps, les hommes se sont posés la question, et les réponses ont été différentes en fonction des époques, des pays, des civilisations. « Vérité en deçà, erreur au-delà » disait Pascal. Ainsi, selon les cultures, le regard porté sur le corps n'est pas le même. Certains l'exhibent à outrance, d'autres au contraire le cachent derrière des voiles... Les premiers chrétiens ont vécu intensément ce regard paradoxal porté sur le corps. Jean Climaque (VIIe siècle), auteur d'un magnifique ouvrage intitulé *l'Echelle sainte*, écrit :

> « [Mon corps] est à la fois un allié et un ennemi, une aide et un rival, un défenseur et un traître. Si je l'épuise, il devient sans force. Quand je le laisse tranquille, il se conduit mal... Tout ensemble, je l'embrasse et je me détourne de lui [10]. »

Voici en quelques lignes parfaitement illustrées les oscillations et les interrogations qu'a connues et continue de connaître la spiritualité chrétienne.

Mon corps est-il un ami ou un ennemi dans mon aventure intérieure ? Est-il un soutien dans ma croissance spirituelle ou dois-je le combattre, au risque de l'épuiser ?

Les réponses ont été et demeurent multiples et variées. Mais pourquoi une telle diversité ? Tout d'abord parce que le christianisme, qui a marqué positivement et négativement des générations à travers les siècles, s'est trouvé à la croisée de la culture grecque et de la culture juive, toutes deux ayant des approches totalement divergentes du corps. Sans doute, aussi, parce que de nombreux auteurs chrétiens ont mal interprété certains textes de saint Paul, faisant dès lors du corps un ennemi à combattre sans pitié.

Il est donc important au début de ce parcours de pouvoir faire le point sur ce double héritage, dont la société tout entière est imprégnée, inconsciemment ou non.

Peut-être alors pourrons-nous passer d'un regard méprisant, anxieux ou indifférent face à notre corps, à un regard à juste titre émerveillé !

Le corps vu par les grecs et les juifs...

Dans la pensée grecque, et sans entrer dans les détails, l'homme est formé de deux composants qui s'opposent :

- Le *sôma* : le corps matériel, corruptible et périssable.
- La *psychè*, l'âme, siège des facultés affectives, intellectuelles et spirituelles. Seule cette seconde composante est comprise comme immortelle (11).

Ainsi, pour les disciples de Pythagore (12) (VIe siècle avant JC), ou pour Platon (Ve siècle avant JC), le corps est considéré comme le « tombeau de l'âme », une prison qui la tient captive, enchaînée, souillée. L'union de l'âme à un corps constitue donc une déchéance. Pour Epictète (Ier siècle), nous ne sommes qu'une petite âme portant un cadavre ! Enfin, pour Sénèque (Ier siècle), le mépris du corps, « c'est la liberté » ! Dans tous les cas, c'est par la lutte contre les passions, par la souffrance physique, et par la poursuite de la sagesse – la philosophie – que l'homme est appelé à se dégager peu à peu des servitudes corporelles. Ces opinions sont bien entendu à nuancer, mais il n'en demeure pas moins que chez les philosophes grecs le corps et l'âme s'opposent, le premier constituant un obstacle à la pensée. Paradoxalement, c'est aussi la Grèce qui nous léguera le culte du corps, exaltant la force et la beauté des athlètes. Ne disait-on pas à l'époque : « Le plus grand bien pour un mortel, c'est la santé. Et le second, d'être un beau garçon bien planté ! » Il semble bien qu'aujourd'hui encore ces deux approches grecques du corps coexistent dans notre société, avec la prédominance d'une vision hédoniste.

Pour les juifs, au contraire, l'homme est regardé selon trois aspects inséparables :

- Le *basar* (mal traduit par « chair ») désigne la condition corporelle, donc fragile et mortelle de l'être humain.
- La *nèfesh* (mal traduite par « âme ») désigne la gorge, la respiration, donc la vie biologique et même la personne tout entière. L'ensemble *basar-nèfesh* fait l'être vivant biologique, l'homme avec ses passions, sa volonté, son intelligence ; cependant il ne possède pas lui-même la vie, qui vient de Dieu seul.
- La *rouah* est le souffle que le Créateur « insuffle dans les narines » de l'homme pour en faire un vivant. Cette vie donnée par Dieu ne se réduit pas au biologique et au psychologique, mais elle dépend de sa relation à Dieu [13].

Ainsi, si dans la tradition grecque le corps constitue un obstacle à surmonter, il est au contraire dans la tradition juive une partie essentielle et indissociable de l'être humain. Dieu n'a-t-il pas créé la terre, le ciel et l'Homme, déclarant que tout cela était bon ! On peut donc dire que « la conception hébraïque de la personne est incarnée et physique : je n'ai pas un corps, je suis mon corps. Je suis "une chair animée par l'âme" (14) ».

C'est donc à la croisée de ces deux traditions qu'émergea le christianisme. On comprend mieux dès lors les oscillations qui ont existé et qui existent encore entre le rejet du corps ou son exaltation et sa prise en compte sereine dans notre développement humain et spirituel. Cependant le fait que Dieu se soit fait homme en la personne de Jésus-Christ aurait dû nous faire pencher plus fermement du côté de la tradition juive. Cela aurait sans doute empêché nos contemporains de dire, parfois à juste titre malheureusement, que le christianisme circonscrit le corps dans un halo de honte et de culpabilité…

Des questions à se poser

Et moi, où est-ce que je me situe ?

Plutôt du côté des philosophes grecs, où le corps est le tombeau de l'âme ? Plutôt du côté des sportifs grecs, où le corps est un véritable objet de culte ?

Plutôt du côté de la tradition juive où le corps et l'âme sont indissolublement liés ? Pourquoi ?

Le corps et les chrétiens : des siècles d'incompréhension !

Paradoxe d'une religion où Dieu s'est fait homme, où il a vécu, marché, mangé au milieu des hommes, rendu la vue à des aveugles, guéri des paralysés, le christianisme a, en effet, la réputation de ne pas aimer le corps et de s'en méfier. Ainsi, les chrétiens apparaissent aux yeux de certains comme des « coincés » ; coincés dans leur propre corps et mal à l'aise avec celui-ci, coincés dans une morale réductrice et culpabilisante. Deux mille ans après l'Incarnation [d] de Dieu parmi les hommes, la place faite au corps dans « l'aventure spirituelle » semble, en effet, à première vue inexistante, en Occident du moins [e] ! L'expression gestuelle de ce qui se vit intérieurement a bien du mal à trouver sa « juste place », et les tentatives sont timides [15]. C'est pourquoi, beaucoup se tournent actuellement vers d'autres spiritualités possédant une vision plus globale de l'homme, plus « holistique », prenant en compte le corps et l'âme. Pourtant saint Paul dans ses lettres nous invite à « glorifier Dieu dans notre corps [16] », celui-ci étant le « Temple de l'Esprit Saint [17] ».

---

[d] Incarnation, du latin ecclésiastique *incarnare*, « entrer dans un corps », « revêtir la forme humaine » (Le Robert, *Dictionnaire historique de la langue française*).

[e] Les Eglises d'Afrique ou d'Amérique du Sud, par exemple, n'ayant pas été touchées par la culture grecque, laissent, au contraire, le corps prendre sa place dans les célébrations, notamment par la danse et le geste.

De « l'homme charnel » à « l'homme spirituel »

Malheureusement, c'est aussi une mauvaise lecture de saint Paul qui a incité certains prédicateurs et théologiens à adopter une vision moralisante de l'homme et à condamner le corps. En effet, ce dernier oppose à plusieurs reprises dans ses lettres la chair et l'esprit. Mais pour lui, la « chair » n'est en aucun cas équivalente au corps. La « chair » désigne l'homme qui s'est coupé de Dieu (l'homme « charnel »), alors que « l'esprit » désigne l'homme qui accepte l'alliance proposée par Dieu (l'homme « spirituel »). Rien n'empêche donc le corps de devenir spirituel s'il exprime cette union avec Dieu (18) .

Ainsi, comme le souligne avec finesse abba Poemen (un Père du désert), ce n'est pas le corps qu'il faut tuer, mais les passions. Maladies de l'âme et du corps, ces dernières nous empêchent, en effet, de grandir humainement et spirituellement. Evagre le Pontique (IVe siècle) en dressa une liste impressionnante :

- *Maladies de l'âme* : la colère, l'amertume, l'emportement, la haine des hommes, la rancune, la calomnie, la jalousie, la vanité, l'orgueil...
- *Maladies du corps* : la gloutonnerie, l'ivrognerie, la luxure, l'adultère, le meurtre...

Evagre avait parfaitement compris saint Paul, qui précisait bien dans sa lettre aux Galates, lorsqu'il parlait des « œuvres de chair », qu'il s'agissait des disputes, de la jalousie, de la colère, de la division ... et non du corps !

Comme le dit saint Augustin, « ce n'est pas la chair corruptible qui rend l'âme pécheresse [c'est à dire coupée de Dieu], mais au contraire l'âme pécheresse qui a rendu la chair corruptible ». La « maîtrise » du corps passe donc au préalable par la « maîtrise » de l'âme. Ainsi, une bonne lecture de Paul nous invite, et ce, contrairement aux idées reçues, à glorifier Dieu dans notre corps et à éliminer tout ce qui nous sépare de Lui, à savoir les passions.

Que d'incompréhensions auraient pu être évitées s'il avait été bien interprété ! Si l'on avait bien compris que le message du Christ n'est en rien dirigé contre le corps ! Mais ne désespérons pas !

Sachons accueillir notre corps, et vivre sans honte ce « bon amour de soi » dont nous parlaient les Anciens et que nous aurons l'occasion de découvrir au fil des pages. Ni tombeau, ni objet de culte, notre corps est le partenaire de notre aventure humaine et spirituelle, permettant l'unification de notre être.

> « Il n'y a pas de vie spirituelle en dehors du corps. C'est toute mon histoire, c'est toute ma mémoire. C'est mon point de vue sur le monde. C'est mon héritage familial. C'est une part unique qui me permet de communiquer avec les autres. C'est le lieu de la transfiguration (19). » *Bernard Ugeux*

C'est ce que nous allons essayer, modestement, de montrer au fils des pages à venir, insistant plus particulièrement sur notre dimension corporelle. Cet ouvrage constituera pour certains un aboutissement, pour d'autres un commencement et une prise de conscience.

Dans tous les cas, bonne route !

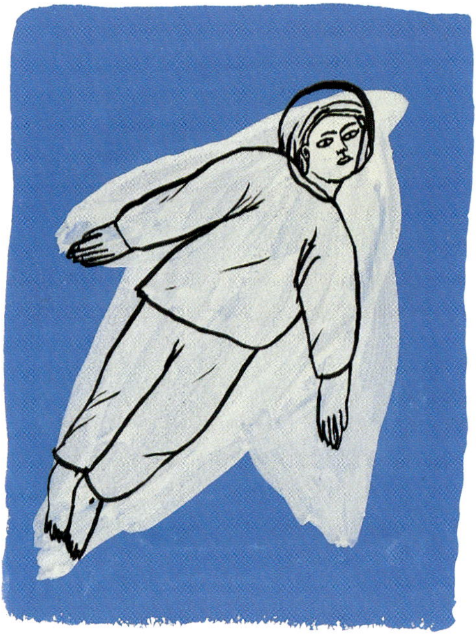

“L'âme est un cristal,
la divinité est sa transparence,
ton corps dans lequel tu vis,
leur écrin à tous les deux.”

Angélus Silésius

Conseils pratiques avant de se mettre en route

Lire un ouvrage sur le corps ne constitue pas un exercice purement intellectuel. Ce serait un non-sens ! Le risque peut être grand, en effet, de vouloir « réfléchir » sur le corps en faisant fonctionner uniquement son intelligence indépendamment du corps lui-même, risquant alors de se couper de la réalité et d'une part essentielle de soi-même. Comme l'affirme avec conviction Annick de Souzenelle (XXe siècle) :

> « Beaucoup de ceux qui parlent de la Révélation biblique s'enferment dans un vocabulaire obsolète, qui ne dit plus rien, car nos contemporains veulent qu'on leur parle d'expérience, et ils ont bien raison ! On a trop oublié qu'il n'est aucun élément du monde, du moindre brin d'herbe au moindre de nos organes qui ne soit la manifestation de l'Esprit, le champ d'une respiration avec le monde divin. Si cela était plus souvent dit, nos contemporains comprendraient mieux que la transcendance s'expérimente à chaque instant, pour peu que l'on apprenne à voir, à sentir, à aimer aussi ! [20] »

C'est donc par la « pratique » et « l'expérience » au quotidien que nous apprendrons à mieux connaître notre corps, l'intégrant dans notre recherche spirituelle, et permettant ainsi l'unification de l'être. Cela nécessite un véritable travail d'apprentissage, voire pour certains de « rééducation », comme le souligne Elisabeth Marshall, dans un numéro spécial de la revue *Prier*[21], travail rendu nécessaire par les erreurs et les oublis du passé.

C'est pourquoi, nous vous proposerons tout au long d'un parcours, en huit étapes et en huit jours, des exercices concrets afin d'associer votre corps à la lecture de cet ouvrage, et d'expérimenter ce qui est exposé. Ces exercices, en lien avec les développements de chaque jour, permettront ainsi leur meilleure intégration. Ne les négligez pas !

Mais avant de poursuivre votre lecture prenez déjà le temps d'écouter votre corps, de le « sentir » en effectuant l'exercice ci-dessous.

Durée de l'exercice [g] : 15 minutes.

Chaque jour prenez le temps de vous arrêter
avant de commencer votre lecture, quels que soient
le lieu ou l'heure. Préférez cependant un endroit
calme et silencieux.
Commencez par vous asseoir et fermez les yeux.
Choisissez de préférence un fauteuil ou une chaise.
Si possible, enlevez vos chaussures
afin de bien sentir vos pieds ancrés sur le sol.
Essayez de ne penser à rien.
Impossible, dites-vous ! Difficile sûrement !
Du moins les premières fois.
Afin de vous y aider, concentrez-vous
sur votre respiration. Ne cherchez surtout pas à inspirer ou
à expirer plus profondément.
Suivez tout simplement son rythme,
et concentrez-vous sur l'inspiration
puis sur l'expiration. Posez vos mains sur vos genoux,
les paumes vers le ciel. Vous vous apercevrez alors
qu'en ouvrant les paumes de vos mains vers le haut, →

→

vous respirez mieux. Simple geste qui en dit long sur notre condition d'homme !

Inspirez..., expirez...

Inspirez en visualisant l'air qui entre dans vos poumons et qui en sort après avoir oxygéné tout votre corps. Ne pensez qu'à cela pendant une dizaine de respirations.

Inspirez..., expirez...

Peu à peu, relâchez les tensions qui sont en vous. Suivez pour cela le chemin de votre corps. Le visage tout d'abord : détendez votre front en l'effleurant doucement avec vos doigts, desserrez vos mâchoires. Posez ensuite vos mains sur les accoudoirs.

Inspirez,... expirez...

Détendez vos épaules. Pour cela, haussez les épaules à l'inspiration puis laisser doucement vos bras pendre le long de votre corps en expirant. Lâchez prise, lâchez les tensions qui sont en vous. Puis, quand vous vous sentirez plus détendus, reposez vos bras sur les accoudoirs.

Inspirez..., expirez...

Vous sentez votre ventre se gonfler à chaque inspiration et retomber lorsque vous expirez. Vos jambes sont détendues.

Inspirez..., expirez...

Vous vous sentez plus calme, apaisé. Cette stabilité du corps, son calme, entraînera peu à peu la stabilité et le calme de votre esprit. Si vous n'y arrivez pas au début, si vous restez tendu, ne désespérez pas. L'apprentissage sera plus long, mais soyez sûr que vous y parviendrez.

Posez votre livre et n'hésitez pas à recommencer cet exercice dès que vous le sentirez nécessaire.

(g) Le temps des exercices sera indiqué tout au long de l'ouvrage. Il n'est qu'indicatif et ne doit surtout pas constituer une contrainte. Libre à vous de les faire plus ou moins vite, ne vous sentez pas obligés ! L'essentiel est de les effectuer avec plaisir, n'hésitant pas à les recommencer plusieurs fois.

Bâillez !

Durant ce premier exercice vous avez peut être pu ressentir le besoin irrésistible de bâiller. C'est tout à fait normal, et cela arrivera sans doute aussi durant certains exercices tout au long de cet ouvrage.

En effet, si l'être humain bâille le plus souvent le matin au réveil, et avant l'endormissement, il bâille aussi quand il manque de sommeil, quand sa vigilance baisse (l'acuité de son attention diminue), comme ce fut le cas dans l'exercice précédent, ou quand il exerce des tâches monotones.

Pour bien en comprendre la cause, il faut savoir que notre système nerveux autonome (ou végétatif) régulant les grandes fonctions vitales (le rythme cardiaque, la pression artérielle, la respiration, la digestion...) est constitué du système nerveux sympathique et du système nerveux parasympathique. Le premier met l'organisme en alerte et le prépare à l'activité : son action est stimulante. Au contraire, le système nerveux parasympathique assure la mise au repos de l'organisme : son action est relaxante. L'activité parasympathique croît lorsque l'on dort ou que l'on se détend, tandis que l'activité sympathique décroît simultanément.

Les bâillements activent alors les muscles de la mastication et de la nuque, qui se détendent lors de la relaxation, déclenchant notamment une augmentation de la fréquence cardiaque et de la pression artérielle. Ainsi, si le bâillement n'améliore pas du tout, comme on l'a cru durant des siècles, l'oxygénation cérébrale, il stimule en revanche notre vigilance[22].

Or, cette vigilance est fondamentale dans notre croissance humaine et spirituelle, nous permettant de vivre en « éveillés ».

Du premier au huitième jour

“ Est-ce l'âme, comme telle
qui constitue l'homme ?
Non. Elle n'est que
l'âme du corps.
Est-ce le corps, alors
qu'on appelle l'homme ?
Non. Il n'est que le corps
de l'homme...
Il faut dire que c'est
l'unité formée de l'union
des deux qui seule mérite
le nom d'homme. ”

Justin, IIe siècle

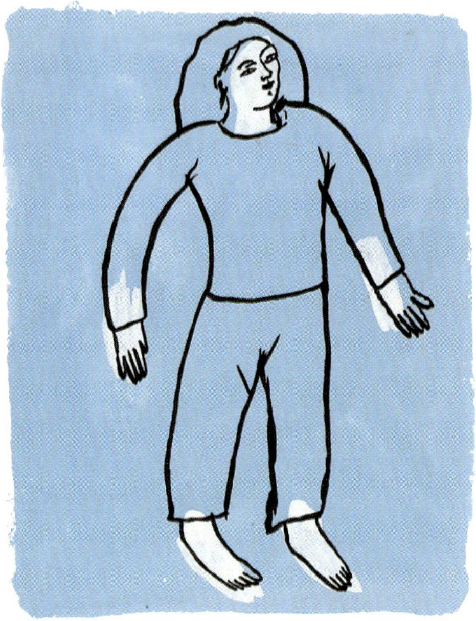

“ Il y a une maison qui porte votre nom.
Vous en êtes l’unique propriétaire,
mais vous en avez perdu les clefs.
Ainsi, vous restez dehors ne
connaissant que la façade.
Vous ne l’habitez pas.
Cette maison, abri de vos souvenirs
les plus enfouis, les plus refoulés,
c’est votre corps. ”

Thérèse Berthelot [23]

Accueillir le corps que je suis

Un corps que nous n'habitons pas

Il peut nous arriver de ne pas accepter notre corps, de ne pas l'habiter, et de vivre son reflet dans la glace comme une agression quotidienne. Trop gros, trop maigre, trop vieux, pas assez harmonieux, pas assez musclé, nos critiques peuvent être nombreuses contre lui. Ce regard parfois méprisant sur notre corps entraîne alors une impression de malaise et nous nous sentons « mal dans notre peau », expression éclairante s'il en est. Ce mal-être est de plus amplifié, comme nous l'avons déjà souligné, par le vain désir de ressembler aux « modèles » qui nous sont « jetés » en pâture, nous entraînant sur de fausses pistes et nous incitant à vivre à la surface de nous-même, dans l'apparence. Mais attention, cela ne signifie pas que nous ne devons pas prendre soin de notre corps ! Bien au contraire, ce soin de l'être dont nous parlerons le sixième jour est très important. Il ne doit cependant pas nous faire oublier que pour vivre pleinement notre vie, nous sommes appelés à habiter notre corps, et à l'accueillir sans le juger.

Et moi, ai-je le sentiment d'habiter mon corps ?
Quel est mon regard sur lui ?
Suis-je prêt à l'accueillir sans jugement ?

Un corps que nous n'écoutons plus

Emportés par le rythme de plus en plus rapide de la vie quotidienne, nous avons tendance à oublier que nous avons un corps. Nous ne l'écoutons plus, nous ne l'entendons plus et nous n'en prenons conscience que lorsqu'il nous fait mal. Ainsi, nous « sentons » notre dos quand il est douloureux. Nous « sentons » notre peau, lorsqu'elle est irritée. De même, nous « sentons » nos muscles après avoir fourni un effort.

Pourtant, au cours de notre existence, notre corps va se rappeler à nous de multiples manières. Au fil des ans, et même si nous vivons de plus en plus vieux, il va perdre peu à peu de sa force, de sa vigueur, de son endurance, de sa souplesse. Il pourra même arriver qu'il nous échappe n'arrivant plus alors à le contrôler. La maladie va nous rappeler quant à elle, de manière parfois brutale, que nous avons un corps qui peut être atteint dans son intégrité, et ce quel que soit notre âge. Il nous faut alors faire face et nous battre. Tout le monde sait désormais, en effet, combien notre « soif de vivre » peut constituer un précieux allié dans cette lutte parfois quotidienne. Dans tous les cas, nous sommes appelés, au fil des jours, à découvrir notre corps et à apprendre jusqu'où celui-ci peut ou ne peut pas aller. Il est important d'apprendre à « l'écouter » et à le « sentir », les deux mots étant ici synonymes.

Pour cela nous allons maintenant vous proposer deux exercices qui vous permettront d'accueillir et d'habiter votre corps. Dans le premier nous aurons une vision holistique, c'est-à-dire globale du corps. Dans le second, nous nous attacherons à une partie de celui-ci.

Mais avant interrogeons-nous.
Est-ce que je prends le temps d'écouter mon corps ?
Est-ce que je sais m'arrêter
avant de me sentir épuisé ?
Suis-je attentif aux signes qu'il m'envoie ?
Est-ce que j'en tiens compte ?

Une approche globale de mon corps

Maurice Zundel, mystique chrétien du XXe siècle écrivait que « le seul sanctuaire de Dieu c'est l'Homme », soulignant par là le caractère sacré de l'Homme, union de l'âme et du corps. Ce caractère sacré, Jésus lui-même en a tenu compte, non seulement en guérissant des malades, mais aussi en invitant ses disciples à prendre du repos à leur retour de mission, ou en leur préparant à manger. Tout cela constitue pour nous de précieuses indications. Notre corps, jeune ou vieux, beau ou laid, bien portant ou malade, est sacré. Ne l'oublions jamais !

Dans l'exercice qui va suivre, il est important que vous trouviez la position qui vous convient le mieux : assis dans un fauteuil ou allongé sur un tapis de sol. Pour la première fois, nous vous recommandons toutefois de le pratiquer assis, afin d'éviter de vous endormir. Un endormissement est en effet possible lorsque les tensions tombent. Avec elles, c'est la fatigue, trop longtemps accumulée qui ressurgit brutalement. Sachez en tenir compte ! Cependant, si vous vous endormez les premières fois, ne vous inquiétez pas. Un psaume, écrit il y a plus de deux mille ans, ne dit-il pas que « Dieu comble son bien-aimé quand il dort » (Psaume 127) ?

Durée de l'exercice : 10 minutes

Installez-vous confortablement dans un fauteuil
et retirez vos chaussures afin de bien sentir le sol sous vos pieds. Fermez les yeux.

Prenez le temps de respirer doucement, sans forcer, une dizaine de fois. Inspiration,... expiration...

Posez délicatement votre main droite sur votre ventre, sans appuyer. Quand vous inspirez, votre ventre
se soulève, quand vous expirez, il s'abaisse. Accueillez ce mouvement. Vous devenez maintenant plus calme, plus disponible.

Sentez maintenant les points d'appui de votre corps :
les pieds sur le sol, les cuisses, les fesses sur le siège,
vos bras sur les accoudoirs s'il y en a, vos mains,
le bas puis le haut de votre dos sur le dossier, votre tête.

Remontez ainsi des pieds vers la tête en prenant
le temps de vous arrêter sur chaque point d'appui.
Puis lentement redescendez de la tête au pied
en procédant de la même manière.

Posez maintenant votre main sur votre cœur.
Sentez-le battre. Merveille que nous sommes, merveille de ce cœur qui transmet la vie à tout notre corps !

Reposez votre avant-bras sur le fauteuil.

➜

→ Prenez le temps de bien respirer avant de terminer l'exercice, puis ouvrez les yeux.

Vous avez pris conscience que votre corps est un tout.

Une approche particulière du corps

La main est l'organe de la préhension, de la communication, de la sensibilité, du toucher. Lorsque deux personnes se retrouvent, avant toute chose elles se serrent la main pour établir la relation. Le Christ tout au long de sa vie publique n'a cessé de toucher ceux qu'il rencontrait. Il guérit la belle-mère de Pierre, en la touchant. Lorsqu'il arrive chez le notable Jaïre, dont la fille est morte, il entre dans la maison, prend la petite fille par la main et aussitôt, elle se lève !

Nos mains constituent donc des membres essentiels de notre corps. Toute la journée, nous les utilisons sans même nous rendre compte de leur grandeur et de leur importance. Grâce à elles nous pouvons saisir les objets, les aliments, mais aussi accueillir, toucher, caresser, encourager, ceux et celles qui nous entourent. C'est aussi avec nos mains que nous transformons par notre travail ce que Dieu nous a confié. C'est par nos mains que nous sentons qu'un objet est dur, mou, doux ou rugueux... Ainsi, nos mains ne cessent tout au long du jour de nous informer sur le monde environnant et constituent les partenaires de nos actions et de nos paroles. Prenons maintenant tout simplement le temps de les voir bouger.

Durée de l'exercice : 10 minutes

Regardez votre main, vos doigts. Faites la tourner, afin d'en voir alternativement la paume et le dos. Fermez votre main, ouvrez-la. Laissez vos doigts se déplier lentement un à un tout d'abord, puis tous ensemble. Répétez ce mouvement à plusieurs reprises. Regardez votre main s'éclore devant vous.

Bougez les doigts, les articulations.
Admirez leur mobilité.
Posez votre main sur une surface.
Est-elle dure ? Souple ? Douce ? Rugueuse ?

Durant la journée à venir, prenez le temps de regarder tout ce que vous faites, tout ce que vous exprimez avec vos mains.

Vous pouvez pratiquer cet exercice avec d'autres membres de votre corps. La jambe, le bras... Prenez le temps de découvrir / redécouvrir ce corps que vous êtes et qui parfois est devenu un inconnu. Vous pouvez aussi choisir de découvrir votre corps en touchant votre peau. Antonin Artaud, ne déclarait-il pas que « dans l'état de dégénérescence où nous sommes, c'est par la peau que l'on fera entrer la métaphysique dans les esprits » ?

S'éveiller !

Cette première étape est absolument nécessaire dans le travail « d'éveil » que nous venons d'entreprendre. En effet, à force de vivre à l'extérieur de nous-même, nous risquons, comme l'écrivait il y a plus de mille six cents ans un auteur chrétien, de « devenir étrangers à nous-même ». Or, pour devenir vraiment ce que nous sommes, nous sommes invités à nous éveiller, et à demeurer vigilants. Remarquons au passage, que le mot « ressusciter » en grec signifie non seulement « ressusciter », mais aussi « se mettre debout », « s'éveiller ». On comprend mieux dès lors pourquoi saint Paul dira aux chrétiens de son époque, et à nous aujourd'hui : « Vous êtes déjà ressuscités. »

Exercice : Durée 5 minutes

Une fois par jour, n'hésitez pas à vous mettre debout, les deux pieds bien plantés sur le sol, les bras le long du corps. Inspirez et expirez à plusieurs reprises sans forcer. Efforcez-vous de vous tenir droit, sans tension, la tête dans l'axe de votre corps. Trouvez votre point d'équilibre, en écartant un peu vos pieds l'un de l'autre. Regardez devant vous. Puis lentement en inspirant levez latéralement vos bras vers le ciel. Ne forcez pas ! Arrêtez-vous avant que cela ne vous fasse mal. Alors levez votre regard vers le ciel. Restez dans cette position quelques minutes, puis doucement en expirant baissez les bras. Cette position debout traduit physiquement la « juste » tension entre le fini et l'infini, entre le terrestre et le céleste.

Répétez ce mouvement à plusieurs reprises afin de bien prendre conscience de votre verticalité.

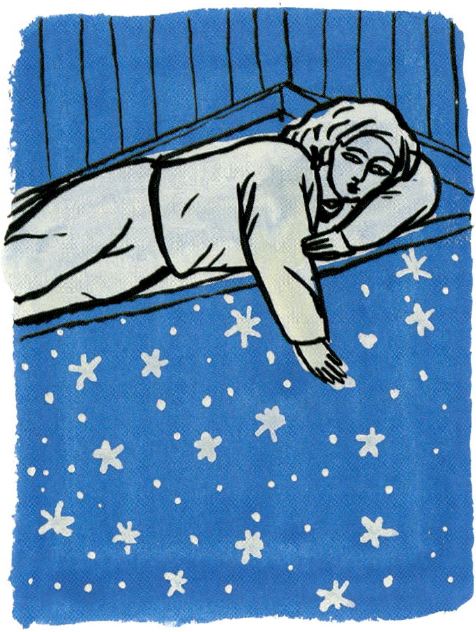

“ L’Univers est notre corps
puisque l’Univers nous atteint,
puisque nous sommes
solidaires de lui et que nous ne
pouvons rien connaître de lui sans
éprouver son action en nous. ”

Maurice Zundel

Accueillir le monde où je vis

Portes du péché ? !

Les cinq sens ! Rien qu'à leur évocation beaucoup frémissent, ayant presque inconsciemment en tête ce proverbe suédois : « Les cinq sens sont cinq portes pour le péché ! » C'est ainsi en tout cas que beaucoup de croyants les voient, ayant dès lors, pour eux comme pour le corps, la plus grande méfiance. Et pourtant !

N'est-ce pas Dieu qui a créé la terre et le ciel et tout ce qu'ils contiennent ? N'est-ce pas lui qui a déclaré que cette création était bonne ? N'est-ce pas lui aussi qui a créé l'homme capable d'entrer en contact avec le monde environnant grâce à ses cinq sens ?

Sans eux nous serions incapables de voir la beauté des paysages ; d'entendre le bruit d'une chute d'eau ; de sentir le parfum des pommes fraîchement cueillies ; de toucher la neige qui tombe doucement ; de goûter le lait des vaches !...

De même, sans eux nous ne pourrions pas voir ceux qui nous entourent ; nous ne pourrions pas entendre le babillage de l'enfant qui découvre le monde ; nous ne pourrions pas toucher de notre main celui ou celle qui a besoin de notre aide ; nous ne pourrions pas goûter le repas préparé avec soin.

Malheureusement, au fil du temps, nos sens s'émoussent pour de multiples raisons. Notre goût, par exemple, devient victime d'une alimentation sans saveur... De même, à force de vivre trop vite, nous écoutons sans entendre et nous regardons sans voir... C'est pourquoi, tout comme notre corps a besoin d'être rééduqué pour devenir le partenaire de notre travail de réunification et d'apaisement, nos sens ont eux aussi besoin de rééducation. L'enjeu est d'importance car si nous ne savons plus voir ce qui est visible, comment pourrions-nous voir l'invisible ?

Rééduquer nos sens

Accueillir vraiment le monde où je vis exige que je l'accueille sans juger. Cette démarche n'est pas facile car nous avons trop tendance à passer rapidement de la sensation au ressenti. Ainsi, « J'aime ou non cette glace », « Je trouve ce bruit agréable ou au contraire très désagréable »... constituent autant de ressentis que nous exprimons grâce aux informations transmises par nos sens. Il ne s'agit donc pas dans les exercices qui vont suivre de laisser s'exprimer ce ressenti, mais tout simplement de nous intéresser à la sensation. Pour cela nous allons nous inspirer directement de quelques exercices pratiqués dans le cadre de la Méthode Vittoz [24]. Ils vous paraîtront étonnamment simples.

Pourtant, peu à peu, ils vous permettront de rééduquer vos sens et, par là-même, de réapprendre à accueillir. Vous ouvrant les portes du visible, ils vous conduiront à l'invisible, car, comme le disait saint Bonaventure, « le visible est une échelle pour monter vers Dieu ».

Commencez tout d'abord par respirer calmement, doucement, pendant quelques minutes, les yeux fermés.

Durée de chaque exercice : 5 à 15 minutes

Exercice 1 : La vue

En passant dans un jardin, dans un parc ou chez vous dans le salon, regardez des fleurs. Ainsi, au premier regard, une composition printanière de freesias, de jonquilles, d'anémones, de tulipes est tout simplement multicolore. Regardez réellement. Ne « balayez pas l'espace » sans rien voir, arrêtez le mouvement de vos yeux, pour un instant. Accueillez les couleurs, leur nom : le bleu, le vert, le mauve, l'orangé. Entrez dans la chaleur du rouge, dans la plénitude du jaune sans penser « j'aime ou je n'aime pas ». Laissez votre regard être « le passage » pour que votre corps se remplisse de tous ces coloris qui existent. L'observation, c'est le toucher des yeux. Regardez aussi la forme, l'aspect. Laissez en vous s'ouvrir cette contemplation attentive et simple.

Exercice 2 : L'ouïe

En vous promenant dans un parc, en forêt, en marchant dans une rue, au bord de la mer ou encore, tout simplement assis confortablement chez vous, accueillez les bruits. En fermant les yeux, soyez tout d'abord attentifs à votre respiration, ensuite, laissez « votre oreille entendre » ce qui vient de l'activité des personnes autour de vous, ce qui vient de la nature elle-même. Vous faites partie de l'environnement. Acceptez chaque sonorité en la reconnaissant « chant, moteur, vague, →

vent » sans penser « elle est agréable, elle est désagréable... » Ne vous laissez pas agacer. Si le bruit vous énerve, c'est que vous l'avez jugé. Accueillez simplement. Laissez à votre oreille toute sa fonction : être réceptive aux ondes sonores.

Exercice 3 : Le toucher

Prenez des objets qui se trouvent autour de vous.
Par le creux de la paume, avec la mobilité de la main, reconnaissez la forme ronde, le pointu, la petitesse.
Percevez par l'extrémité de vos doigts la texture rêche, la matière froide, le glissé du cuir. Soutenez le poids, nommez la légèreté, la lourdeur. Allez à la rencontre de vous-même : le toucher de votre peau,
de vos cheveux. Dessinez avec vos index, votre visage en suivant le front, les lignes du nez, le contour
des joues, le menton. Dessinez votre corps,
ne le jugez pas, accueillez-le.

Exercice 4 : Le goût

A l'occasion d'un repas, prenez le temps de reconnaître les aliments, les solides, les liquides,
de sentir le chaud, le froid, le cuit, le cru, de goûter
le salé, le sucré. Laissez votre bouche, votre palais, s'imprégner de toutes ces saveurs déjà connues comme si c'était la première fois.

Exercice 5 : L'odorat

Exercez-vous à sentir les odeurs rencontrées au cours de la journée. Accueillez leur intensité (forte, légère), leur qualité (chaude, fraîche)... Accueillez les senteurs, les odeurs, les parfums qui passent.

N'hésitez pas à faire travailler vos cinq sens en vous rendant au bureau, en allant faire vos courses. Regardez comme un enfant au réveil, comme disait le docteur Vittoz. Gardez cette capacité d'émerveillement nécessaire pour rester sensibles aux personnes et au monde qui vous entoure.

Passer du visible à l'invisible

Si nos cinq sens nous permettent d'entrer en relation avec le visible, ils nous permettent aussi de communiquer avec des réalités invisibles. Ainsi, sans nos cinq sens, serions-nous capables de sentir que notre prochain a besoin de notre aide ? Pourrions-nous goûter sa présence, voir et entendre au-delà de ce qui est exprimé ? Serions-nous capables de nous laisser toucher par la beauté de ses paroles ou par le désespoir qui l'étreint ? Nos cinq sens, loin d'être les portes du péché, constituent au contraire, si nous les utilisons pour grandir humainement et spirituellement, les portes visibles de l'invisible, nous permettant de passer du dicible à l'indicible [h] !

C'est aussi à partir de nos cinq sens, « fenêtres de l'âme », qu'Origène (IIIe siècle) nous propose de découvrir le Christ :

> « Le Christ devient l'objet de chaque sens de l'âme.
> Il se nomme la vraie lumière pour illuminer les yeux de l'âme.(Il se nomme) la Parole pour être entendu.
> (Il se nomme) le pain de vie pour être goûté.
> De même il est appelé l'huile d'onction pour que l'âme se délecte à son odeur.
> Il est devenu le “ verbe fait chair ” palpable et saisissable, pour que l'homme intérieur puisse saisir le Verbe de vie.»

[h] Pour aller plus loin : *Talitha Koum ! Eveille la source qui est en toi*, de Patrice Gourrier et Jérôme Desbouchages (DDB/Prier).

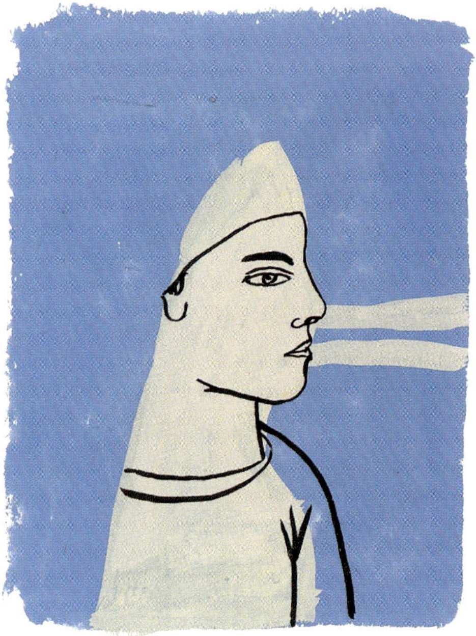

“ Nous ne vivons tous que parce que le souffle de Dieu nous pénètre constamment, pas une cellule de notre corps qui ne soit continuellement animée par cette présence créatrice et vivifiante. La respiration peut devenir le lieu de cet échange ineffable et plein d'amour. ”

Alphonse et Rachel Goetmann

Respirer !

Reprendre souffle

Vous avez sans doute remarqué qu'avant les différents exercices proposés jusqu'à présent, nous vous avons à chaque fois invités à prendre un temps de respiration, soulignant par là-même son importance dans notre démarche. Respirer constitue un acte que nous effectuons tout au long de notre vie sans vraiment y prendre garde. Ce n'est qu'à l'occasion d'un « gros rhume » ou d'une maladie plus grave que nous prenons conscience que respirer est vital, cherchant alors à inspirer le souffle nécessaire à la vie. Mais c'est aussi lorsque la vie est trop dure, que le stress nous submerge, que nous exprimons le besoin de respirer, de reprendre souffle, ayant parfois l'impression d'étouffer.

Réalité physiologique, réalité plus intérieure, la respiration est en train d'être redécouverte par nos contemporains. Sophrologie, relaxation, Méthode Vittoz, cohérence cardiaque sont quelques techniques parmi d'autres permettant de redonner à la respiration la place centrale qu'elle doit avoir dans nos vies. Les ouvrages paraissant sur le sujet sont de plus en plus nombreux, et l'on découvre ainsi « qu'une bonne respiration lutte contre le stress, l'émotivité, l'anxiété, la nervosité, fortifie le système cardiovasculaire et le système immunitaire. » (25) Cela fait, bien entendu, sourire certains « esprits forts » irrités contre ce qu'ils estiment être une nouvelle mode. Pourtant, les croyants que nous sommes sont invités à ne pas rire trop vite et à être attentifs à la question [i]. N'est-ce pas « en mettant son haleine de vie en nous que Dieu a fait de nous des êtres vivants », comme le déclare le chapitre 2 du premier livre de la Bible, la Genèse ?

Ainsi, le souffle fait partie intégrante de notre vie. Malheureusement, respirer se heurte aujourd'hui à un certain nombre de difficultés.

Le souffle de la vie ! ?

En ce début de troisième millénaire nous sommes de plus en plus nombreux à nous montrer soucieux des questions d'environnement. Pour un disciple de Jésus, ce souci est inhérent à sa foi. En effet, c'est Dieu qui a créé la terre et le ciel et tout ce qu'ils contiennent, mettant à notre disposition l'ensemble de ces biens. L'Homme est le sommet de la Création ! Malheureusement, l'Homme n'a pas pris soin de ce qui lui a été confié et notamment de l'air que nous respirons.

[i] Le présent ouvrage est publié dans la collection « Huit jours pour reprendre souffle ». Ce titre n'a pas été choisi au hasard. Les ouvrages qui s'y trouvent sont en effet conçus pour nous aider à reprendre souffle, à reprendre haleine, au sein d'une vie trépidante et parfois difficile.

On estime ainsi que trois millions de personnes meurent chaque année dans le monde sous l'effet de la pollution atmosphérique, soit 5 % des 55 millions de décès de la planète. De plus, la pollution de l'air affecte également la vie des végétaux et des animaux. Elle contamine les sources d'eau, menaçant le bien-être économique et social ainsi que la santé.

Il est donc du devoir de chaque homme, croyant ou non, de protéger ce qui nous a été confié afin de préserver la vie et les droits des générations futures [j].

Mais, au-delà de ces questions de pollution atmosphérique qui nuisent à notre respiration, force est de constater que nous ne savons plus respirer.

Nous savons bien, par exemple, que lorsque nous sommes anxieux, notre respiration est courte et saccadée. Par contre, dès que nous prenons le temps de respirer lentement et profondément, nous éprouvons un sentiment de paix, de repos, et le stress diminue.

> « Pour bien comprendre ce qui est en jeu, il faut savoir que la physiologie moderne distingue deux systèmes nerveux autonomes, ainsi qualifiés parce qu'ils ne peuvent être consciemment dirigés.
>
> ● Le système nerveux sympathique dirige l'attention de l'organisme vers l'extérieur et le met en état d'alerte : décharge d'adrénaline, accélération du rythme cardiaque, hausse de le tension artérielle et musculaire.

---

[j] Sur ce sujet lire *J'ai choisi d'être prêtre. Un autre regard sur le monde*, par Patrice Gourrier et Jacques Rigaud (Flammarion/DDB, 2003).

● Le système nerveux parasympathique détourne quant à lui l'attention de l'organisme vers l'intérieur… : ralentissement des pulsations du cœur, baisse de la tension artérielle, relaxation des muscles, ce qui entraîne un état de calme, véritable préalable à un sentiment de paix intérieure. Notre manière de respirer peut aider l'un de ces systèmes à dominer sur l'autre à un moment donné. Ainsi, quand l'inspiration et l'expiration sont superficielles et ne font intervenir que la cage thoracique (comme si on respirait dans un corset trop serré à la taille), le système sympathique prend les commandes. Rapide, haletante (même sans effort physique), cette respiration réduit à néant ou presque la contribution du système parasympathique. A l'inverse, une respiration lente et profonde fera jouer le diaphragme qui fait sortir et rentrer l'abdomen avec le va-et-vient du souffle jusqu'au fond des poumons. Le système parasympathique domine et bloque les effets anxiogènes du système sympathique : la tension du corps se relâche un peu plus à chaque expiration, comme si elle n'attendait que cette voie pour s'échapper [26].»

Durée de l'exercice : 10 minutes.

Couché sur le sol, mettez vos bras le long du corps, et prenez le temps de respirer normalement. Peu à peu, inspirez plus profondément par le nez, prenant conscience que cet air vous donne de l'énergie nécessaire pour vivre. Vous sentez cet air en vous irriguer tout votre être. Expirez profondément par la bouche, afin d'inspirer à nouveau le souffle vital. Pour bien vérifier que votre respiration est abdominale, posez une main sur votre ventre, l'autre sur les poumons. La main qui se trouve sur votre ventre bouge, tandis que la main qui se trouve sur vos poumons reste immobile. Recommencez plusieurs fois.

Cette respiration abdominale est fondamentale dans notre parcours, et nous allons maintenant prendre le temps de la pratiquer.

N'hésitez pas, lorsque vous vous sentez stressés, à prendre le temps de respirer profondément par le ventre, ne serait-ce que quelques secondes (avant une réunion difficile, un examen, une rencontre).

La respiration, grande oubliée de la spiritualité chrétienne !

Conscients de manière presque innée de l'importance du souffle dans la démarche spirituelle [k], nos contemporains sont attirés par toutes les méthodes de méditation où le souffle est présent. La méditation chrétienne, jugée trop intellectuelle et « ennemie du corps », est malheureusement souvent laissée de côté au profit de techniques venues d'Orient. Pourtant, comme nous venons de le voir, « c'est en mettant son haleine de vie en nous que Dieu a fait de nous des êtres vivants. » Ainsi, c'est par le souffle que Dieu nous a créés, et respirer nous rappelle ce moment primordial. Les chrétiens comprirent très vite l'importance du souffle et Théophile d'Antioche, notamment, écrivit au IVe siècle :

> «Dieu a donné à la terre le souffle qui la nourrit. C'est son haleine qui donne la vie à toutes choses. Et s'il retenait

[k] Le mot « respirer » vient du latin *spirare* qui signifie « souffler » et que le mot « spirituel » est emprunté au latin impérial *spiritualis* « propre à la respiration » (*Dictionnaire historique de la langue française*, Le Robert). Eclairant !

son Souffle tout s'anéantirait. Ce souffle vibre dans le tien, dans ta voix. C'est le Souffle de Dieu que tu respires. »

Ainsi, si comme nous le disent Alphonse et Rachel Goettmann, « l'homme naît en recevant le premier souffle et meurt en rendant le dernier », c'est aussi par la respiration qu'il peut naître à une réalité qui le transcende. C'est pourquoi il est intéressant de noter que dans le christianisme naquit, vers le XIIIe siècle, une méthode corporelle de prière faisant appel à la respiration (27). C'est ce que nous appelons aujourd'hui, la « prière du cœur » encore appelée « la prière de Jésus », bien connue en Orient grâce à l'ouvrage *Récit d'un pèlerin russe*. Cette prière associe le nom de Jésus (nom qui signifie « Dieu sauve », « Dieu guérit ») à la respiration, obéissant ainsi à l'invitation lancée notamment par Jean Climaque (VIe siècle) :

« Que le souvenir de Jésus soit uni à votre respiration. »

Dans sa formulation la plus simple, la prière de Jésus consiste à dire soit « Jésus » soit :
- « Seigneur Jésus », *en inspirant*.
- « Viens à mon aide », *en expirant*.

Ces deux temps sont fondamentaux et témoignent de manière visible d'une réalité intérieure. Dans un premier temps, en inspirant, on appelle Dieu et on l'invite à venir en nous, lui qui nous donne la vie. Dans un second temps, en expirant, on lâche prise, se remettant à lui totalement. Ce « lâcher-prise » est en spiritualité une notion fondamentale. Il signifie que seuls nous ne pouvons pas tout et que nous avons besoin de Dieu pour grandir humainement et spirituellement. Ainsi, bien au-delà de la technique, la prière du cœur est une rencontre, une rencontre vitale avec Dieu, qui nous donne le souffle nécessaire à la vie.

Durée de l'exercice : 10, puis 15, puis 20 minutes.

Chaque matin et plusieurs fois dans la journée, prenez conscience de votre respiration.

Pour cela, arrêtez vos activités et observez ce souffle qui entre et sort de vos poumons.

Ne forcez pas ! Tout simplement inspirez, expirez.

Après une dizaine d'inspirations et d'expirations commencez à dire soit de vive voix, soit dans le silence de votre cœur :

« Seigneur Jésus, viens à mon aide ».
« Seigneur Jésus » en inspirant
« Viens à mon aide » en expirant

N'hésitez pas à pratiquer cette prière 10 à 20 minutes chaque jour [1].

Vous pouvez pratiquer la prière du cœur, de manière formelle, c'est-à-dire en arrêtant toutes vos activités.

Vous pouvez aussi la pratiquer de manière informelle, c'est-à-dire en marchant ou en effectuant une activité manuelle.

De même, n'hésitez pas à la pratiquer dans des situations difficiles ou stressantes. Associée à la respiration, elle vous permettra, en appelant le Christ et en lâchant prise, de reprendre souffle.

---

[1] Au début vous ne parviendrez peut être pas à synchroniser cette prière sur votre respiration. Ne forcez pas et privilégiez la prière. Réessayez quelques jours plus tard, cela viendra peu à peu presque naturellement.

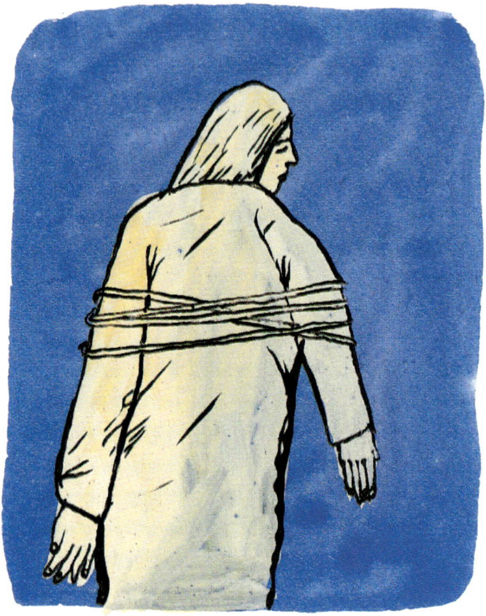

“Peu importe si c'est un fil de soie
ou une grosse corde qui retient la
patte de l'oiseau,
puisqu'il rend son envol impossible.”
Jean de la Croix

Libérer son corps

Notre corps entravé

Etre vivant, c'est respirer, bouger, se déplacer librement. Malheureusement, nous sommes parfois gênés, bloqués dans nos mouvements, comme enfermés dans notre corps. Il nous arrive ainsi certains jours de nous lever avec difficulté et d'évoluer tout au long de la journée, les épaules basses, le regard tourné vers le sol, comme entravés par nos blessures, notre mal-être, nos doutes, nos angoisses. Chaque geste nous demande alors un effort presque surhumain et nous avons bien du mal à avancer, notre corps ayant imprimé avec force dans nos membres notre appréhension à vivre le quotidien.

Entravé, c'est ainsi qu'était Lazare, l'ami de Jésus. Dans le cadre du rituel de la mise au tombeau, ce dernier avait eu, en effet, les pieds et les mains liés par des bandes. Revenu à la vie, il avait fait quelques pas, très gêné dans ses mouvements, les chevilles liées, dans un déséquilibre inconfortable. Seul, il ne réussissait pas à se dégager de ces bandelettes qui empêchaient sa progression. A la porte du tombeau, le visage encore caché, il était debout et tentait de se tenir droit, incapable d'avancer.

Jésus s'écria alors : « Déliez-le ! »

Parole extraordinaire, qui nous invite à notre tour à nous laisser déliés. En effet, si les bandes de Lazare étaient de véritables liens de tissu, il nous arrive de nous sentir entravés par des liens invisibles dont nous sommes appelés à nous débarrasser pour vivre et avancer : non-dits, refoulements, blocages, ressentiments, colères, secrets et mensonges de famille, de couple, d'amis…

De même, prisonniers des images que nous avons de nous-même ou de celles que les autres ont de nous, prisonniers de nos blessures ou de nos regrets, nous avons parfois bien du mal à garder la tête hors de l'eau. C'est pourquoi, afin de faire face aux agressions, physiques ou morales, de la vie quotidienne, nous avons tendance à nous fabriquer une cuirasse afin de nous protéger. Mais à force de prendre sur soi, d'accumuler sans rien dire, cette carapace peu à peu nous emprisonne, nous étouffe et, finalement devenue trop lourde à porter, nous entraîne dans sa chute. Pourtant, comme Lazare, nous ressentons le profond désir d'être libre et de nous mettre en mouvement. Saint Irénée au IIe siècle ne disait-il pas que « la gloire de Dieu c'est l'homme vivant » ! Il est donc important de dénouer les nœuds de notre corps afin de vivre et de nous épanouir. Nœuds provoqués par tous ces liens qui nous emprisonnent et qui s'accompagnent le plus souvent de symptômes physiques.

Durée de l'exercice : 10 minutes

Si vous le pouvez, mettez-vous accroupi, genoux à terre, assis sur les talons. Baissez votre buste, placez votre visage entre vos mains, afin d'exprimer le poids du quotidien. Restez ainsi quelques minutes. Puis, doucement, relevez-vous en commençant par déplier vos jambes. Déroulez ensuite votre dos, en commençant par le bas de celui-ci, prenant bien soin de ne pas vous faire mal. Debout, les bras le long du corps, prenez le temps de savourer ce « redressement » de votre être en inspirant profondément. Puis, lentement, levez votre regard vers le ciel, en accompagnant ce geste avec vos bras. Tournez doucement sur vous-mêmes. Arrêtez-vous, respirez, vous êtes libre ! Baissez doucement les bras en expirant, évacuant ainsi le poids du quotidien.

Si vous ne pouvez pas vous mettre accroupi, asseyez-vous sur une chaise ou un fauteuil, et placez votre visage dans vos mains, en vous penchant vers vos genoux. Effectuez le reste de l'exercice comme indiqué.

Se réconcilier avec son corps

« La grâce des grâces, disait Bernanos, serait de s'accepter humblement soi-même. » Cependant, se réconcilier avec son corps, prendre soin de lui semblent à certains étranger à l'esprit du christianisme. Pourtant, comment pourrions-nous avancer, croître, grandir, humainement ou spirituellement (ce qui est indissociable), si nous ne prenons pas en compte les deux dimensions de notre être : la dimension horizontale-verticale, la dimension terrestre-céleste ?

Se mutiler de l'une ou de l'autre nous condamne à avancer en boitant. Ainsi, pour renouer avec notre corps, pour nous réconcilier avec lui, il est important de combler le fossé d'insatisfaction que nous pourrions éprouver entre ce que nous sommes et ce que nous aimerions être.

« La réconciliation avec soi... c'est une adhésion, une reconnaissance de son corps comme compagnon de route. Un compagnon qu'il faut écouter, rassurer, choyer, soigner avec la discipline et la tolérance qui convient. » (*Psychologies*, novembre 2000)

Pour cela, il est important de retrouver nos racines et l'origine de notre dignité profonde.

L'Homme : un être créé à l'image de Dieu

Cette affirmation, présente dès le premier livre de la Bible, est fondamentale. Face à une telle révélation, les premiers chrétiens se sont très vite demandé si c'était l'âme, et elle seule, qui était à l'image et à la ressemblance de Dieu, ou si c'était l'âme et le corps. La question n'était pas secondaire. En effet, de la réponse apportée dépendait le regard porté sur le corps, sur son caractère sacré ou non.

Dans un premier temps, les auteurs ont considéré que l'homme avait été créé à l'image de Dieu en son âme et en son corps. Il s'agit là de ce que l'on appelle la doctrine de la « création unique ».

« Il est donc évident que l'homme modelé à l'image de Dieu était de chair. Alors, quelle absurdité de prétendre méprisable... la chair modelée par Dieu selon sa propre image. Que la chair soit précieuse, c'est évident, d'abord parce que c'est son œuvre [28]... »

Justin, IIe siècle

Toutes les tentatives pour opposer le corps à l'âme, de la part des manichéens [m] notamment, tout dualisme furent dès lors condamnés. Ainsi l'Eglise, contrairement à ce que beaucoup de nos contemporains croient, combattit avec vigueur ceux qui déclaraient que la chair était mauvaise par nature. Peu à peu, les auteurs furent d'accord pour affirmer que c'est l'union de l'âme et du corps qui constitue l'homme.

> « Car l'homme, ce n'est ni le corps ni l'âme seuls, mais ce qui est composé de corps et d'âme. Il est vrai certes, que l'âme n'est pas l'homme tout entier, mais sa partie la meilleure... mais c'est l'un et l'autre réunis qui méritent le nom d'homme [29]. » *Saint Augustin, Ve siècle*

Notons au passage que, au cours des siècles, des disciples de Jésus, animés par cette certitude, furent à l'origine de nombreux hôpitaux [n]. Combien ont payé de leur vie cette lutte contre la maladie, ne méprisant jamais le corps et cherchant au contraire à le guérir. Si celui-ci n'était pas important, s'il était si mauvais, pourquoi l'auraient-ils fait ?

La réflexion n'est cependant pas pour autant terminée, et les chrétiens sont loin d'avoir exploités toutes les conséquences de l'Incarnation. Car si Jésus lui-même, le Fils de Dieu, prit chair, c'est

---

[m] Le manichéisme est une hérésie condamnée par l'Eglise qui consistait notamment à opposer strictement les principes du Bien et du Mal.

[n] Au Moyen Age l'Eglise créa des léproseries, des hôtels-Dieu, des hospices. On vit aussi se développer les ordres hospitaliers, comme les hospitaliers de Notre-Dame, les hospitaliers de saint Jean de Jérusalem... Aujourd'hui encore existent des ordres religieux dont la vocation est de soigner les corps....

bien pour nous montrer que le corps constitue ce que certains auteurs chrétiens ont appelé « l'axe du salut » ! Cette affirmation nous invite à entreprendre une véritable réflexion sur le corps à partir de la quête de nos contemporains, afin de proposer un chemin de réconciliation. Plusieurs voies sont possibles pour ce véritable travail de guérison intérieure.

La première consiste tout d'abord, comme nous venons de le voir, à prendre conscience que chacun d'entre nous a été créé à l'image de Dieu ! Cela nous invite à changer notre regard sur nous-même, mais aussi sur les autres.

D'autres voies existent, et c'est à elles que nous allons maintenant nous consacrer. Mais avant, remarquons que dans l'Evangile Lazare, ne s'est pas libéré tout seul de ses liens et que ce n'est pas non plus Jésus qui les lui a ôtés. Ce dernier a tout simplement dit : « Déliez-le et laissez-le aller. »

Cette simple injonction est riche d'enseignements. Seuls, nous ne pouvons pas nous libérer des liens qui nous entravent. Trop impliqués, nous n'avons pas le recul nécessaire pour avoir un regard lucide et distant sur nous-même. C'est pourquoi, nous avons besoin les uns des autres pour avancer, que ce soit par l'intermédiaire de la parole ou du geste.

- La parole : Parler quand le corps est trop bloqué pour s'exprimer.
- Le geste : Laisser parler son corps lorsque l'on n'arrive pas à s'exprimer.

Parler, formuler, verbaliser…

Dans une société qui se présente comme celle de la communication, beaucoup ne sont plus écoutés et ne trouvent plus de lieu pour s'exprimer. Pourtant, ne pas parler, ne pas dire ce que l'on pense peut se révéler dans certains cas dangereux. Lourds de nos silences, de non-dits, notre corps se noue peu à peu. La parole peut constituer alors un chemin de libération.

> « Lorsque l'on se sent trop bloqué pour travailler directement avec son corps, mieux vaut privilégier la parole. Les mots exhument des souvenirs, et avec eux ressurgissent les sensations corporelles, tensions, odeurs… qui leur sont associées. » (*Psychologies,* juin 2002)

C'est pourquoi, l'écoute revêt aujourd'hui une importance particulière comme en témoignent les nombreuses propositions psychothérapeutiques que nous n'aborderons pas ici. Mais il y a aussi pour les chrétiens un véritable enjeu, notamment dans le cadre de l'accompagnement spirituel. Un tel accompagnement, qui prend en compte la personne dans sa totalité, nécessite non seulement une bonne formation, mais aussi une maturité humaine et une expérience de la vie.

L'écouté formule ce qui l'entrave. Ainsi, au lieu de tourner et retourner les questions dans son seul esprit, il exprime par des mots ce qu'il ressent. Cet acte qui consiste à mettre un mot sur ce qui est vécu, constitue déjà un chemin de libération. De plus, s'entendre parler peut constituer « en soi » un déclic libérateur.

L'écoutant chemine avec l'écouté et lui renvoie, ce qu'il entend. Cet effet-miroir, s'il est vécu dans le respect de l'autre, participe à sa libération. Cela nécessite une véritable chasteté de l'accompagnant afin de ne pas projeter sur l'autre ses propres pensées, son propre ressenti.

Laisser parler son corps

« Mal de dos, fatigue chronique... nos souvenirs douloureux s'inscrivent aussi à même la chair », affirmait Wilhem Reich, élève de Freud. Ainsi, lorsque le corps souffre et que l'on ne veut pas ou que l'on ne peut pas mettre des mots sur cette douleur, il est important de pouvoir laisser parler son corps. D'où l'explosion actuelle des méthodes psycho-corporelles qui permettent au corps d'être le médiateur de notre ressenti. Il existe là-aussi un véritable enjeu, et l'on souhaiterait que des chrétiens développent des initiatives dans ce domaine [(30)]. A Poitiers, par exemple, dans le cadre de l'association *Talitha Koum* [(31)], nous avons lancé un atelier intitulé « Corps et prière ». Celui-ci se déroule dans une chapelle, lieu sacré, espace de recueillement, avec au centre une icône du Christ, des fleurs, des bougies, de l'encens, un fond musical. Une séance d'une heure se déroule en plusieurs temps.

Une séance d'une heure se déroule en plusieurs temps comme présenté page suivante.

Durée de la séance : 1 heure

Poser son corps

C'est l'écoute de soi. Prendre place, s'asseoir, entrer dans le rythme de sa respiration, laisser le silence, les senteurs, la lumière et la douceur entrer en soi.

Laisser son corps se délier pour accueillir

Sur un fond musical doux, quelques exercices corporels guidés, pour se détendre, se dénouer, s'ouvrir. Laisser venir et s'installer en son corps, son cœur et son esprit, la confiance, l'appel, l'accueil du sacré. Se laisser « être la demeure de douceur » de la tendresse de Dieu.

Ré-apprendre le geste authentique

Dans les psaumes, l'homme attend, pleure, crie, se déchire, supplie, chante et rit. Et même, il danse ! Sur une musique sacrée, avec la lecture d'un psaume, dans une gestuelle simple, retrouver « le sens » d'ouvrir, présenter, lever, tendre, donner, louer…

Laisser son corps s'exprimer

Sur ce même psaume chanté, sentir le lien vivant avec le Christ, retrouver sa « corps et graphie » intérieure, se dire, vivre l'élan de son corps priant.

Re-poser son corps

Un retour à l'immobilité, pour revenir à soi, dans le silence, le bien-être, la joie.

Un dernier temps convivial de partage, dans une autre salle, avec pique-nique, clôture ce rendez-vous mensuel. Il permet aux uns et aux autres d'exprimer simplement ce qu'ils ont vécu.

D'autres groupes existent en France et chacun d'entre nous est appelé à trouver la forme qui lui convient le mieux.

Quand la parole et le geste sont bloqués

Mais, il peut arriver aussi que notre parole, notre corps soient bloqués. Nous sommes alors incapables de formaliser, verbalement ou par le geste, les nœuds qui nous étouffent. L'une des voies possibles pour réhabiter son corps, le dénouer, le libérer peut consister à aller trouver un masseur kinésithérapeute ou un psychomotricien. La spécificité de ce dernier est d'aider la personne à habiter son corps, à s'exprimer afin de se sentir libre et apaisée. La relaxation, l'expression corporelle, la verbalisation de « l'éprouvé corporel » favorisent la prise de conscience du corps, revalorisant l'image de ce dernier. On peut parler là d'un véritable « toucher thérapeutique ».

Comme pour les psychothérapies, la vigilance est cependant nécessaire, car sur ce « marché du corps » coexistent le meilleur et le pire. C'est pourquoi, il est important de s'entourer de conseils avant de « prêter » sa confiance.

Ce danger ne doit cependant pas constituer un frein à votre route, car votre liberté intérieure en dépend.

Questionnement :

Et moi ? Où en suis-je avec à mon corps ?
Ai-je pris conscience que je suis un être
créé à l'image de Dieu ?
Mon corps est-il le partenaire ou l'adversaire de ma
croissance, humaine et spirituelle ?
S'il est entravé, si je n'ai pas une relation pacifique
avec lui, ai-je cherché à le libérer, à dénouer les nœuds qui
m'empêchent de croître et de m'épanouir ?
Quels sont les moyens concrets
que je prends aujourd'hui pour le libérer ?
Me faire accompagner ?
Laisser mon corps parler ?
Quels autres moyens ?

Durée de l'exercice : Autant qu'il vous plaira !

La marche peut constituer un excellent exercice
de libération et d'ouverture si elle est effectuée
consciemment.
Pour cela, décidez d'aller faire une promenade.
Sentez les mouvements de votre corps.
Les pieds sur le sol, le mouvement des jambes,
le balancement de vos bras et de votre corps.
Prenez le temps d'inspirer et d'expirer sans forcer.

Marchez en regardant devant vous. Ne baissez pas la tête,
mais veillez à ce que votre regard trouve
sa « juste hauteur ».
Soyez attentifs au monde qui vous entoure
à l'aide de vos cinq sens.
Vous pouvez effectuer cet exercice dans un parc,
où sur le chemin qui vous conduit à votre travail
ou à vos différentes activités.

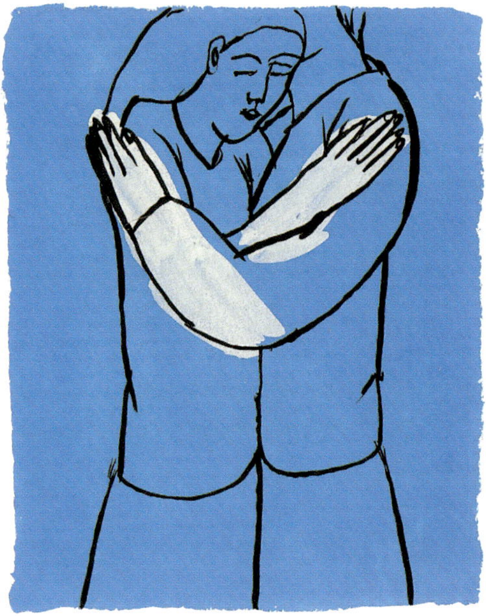

“ Il n’y a pas de spiritualité authentique
sans reconnaissance de la juste place
attribuée au corps.
Dans la perspective spirituelle,
et à la différence de la vie sociale, la
dignité éminente du corps transcende
ses imperfections…(32) ”

Ysé Tardan-Masquelier

Accueillir le corps de l'autre

Accueillir

Notre société nous habitue à prendre et à saisir. Le vocabulaire lui-même témoigne de cette toute-puissance à laquelle nous sommes sans cesse tentés de succomber : « Je vais prendre le train » ; « Je veux prendre ce poste »… De même, nous sommes invités à « prendre » les produits qui nous sont proposés dans les supermarchés, et maintenant dans la plupart des magasins. Ainsi, on nous apprend dès notre plus jeune âge à nous « emparer » des choses, mais aussi des gens. Ne parle-t-on pas couramment en marketing de « clientèle captive » ? Ne dit-on pas que l'on va « prendre femme » ? Mais savons-nous accueillir ?

Cette question n'est en rien secondaire non seulement dans notre approche du corps, du nôtre et de celui de l'autre, mais aussi dans notre approche de Dieu.

Un bon rapport au corps de l'autre consiste-t-il à m'en emparer ou au contraire à l'accueillir ?

De même, dans ma quête spirituelle, est-ce que je cherche à m'emparer de Dieu, à le saisir ou, au contraire, à l'accueillir ?

Pour répondre à ces questions, il est intéressant de noter au préalable que pendant longtemps le mot « accueillir » a été associé au mot « recueillir ». Ainsi, si je veux me désaltérer à une source, je ne vais pas « saisir » avec ma main le mince filet d'eau qui s'écoule. Je vais au contraire ouvrir mes mains, paumes vers le haut, les réunir et recueillir cette eau nécessaire à la vie. Alors, et alors seulement, je pourrai me désaltérer.

Accueillir constitue donc une attitude fondamentale, et tout mon corps est invité à se préparer à cet accueil. C'est pour cela, notamment, qu'il était important au début de ce parcours d'apprendre à nous accueillir nous-même sans nous juger, mais aussi à accueillir le monde où nous vivons grâce en particulier à nos cinq sens.

En effet, si je ne sais pas accueillir ce que je vois, comment serai-je capable d'accueillir ce que je ne vois pas ?

L'exercice n'est pas simple car notre manière d'accueillir l'autre, ou Dieu, n'est pas neutre, chacun d'entre nous ayant la fâcheuse tendance non seulement à juger, mais aussi à projeter sur l'autre ses propres pensées.

Ne pas juger, ne pas projeter

On a coutume de dire que « la première impression est la bonne ». Ce dicton populaire n'est pas sans danger, et nous avons tous tendance, parfois malgré nous, à mettre immédiatement une étiquette sur ceux et celles que nous rencontrons. Comme nous l'avons vu plus haut, si certains regards peuvent blesser, d'autres au contraire font grandir. Il en est de même de ces *a priori* que nous pouvons mettre sur l'autre. Ces derniers ont non seulement pour effet de nous enfermer dans le jugement que nous portons, mais aussi d'enfermer l'autre. Il est donc important pour le sujet qui nous occupe aujourd'hui, et sans aucune connotation morale, de ne pas porter de jugement immédiat sur le corps de l'autre. Nous risquerions alors de devenir prisonniers des impressions que nous produisons, et de l'apparence. Un autre danger consiste à projeter sur l'autre ce que nous croyons bon pour lui, ou à lui attribuer nos propres pensées. C'est une tentation à laquelle tout accompagnateur doit faire face. Il est important de garder la « chasteté » nécessaire face à l'autre et de ne pas lui imposer notre manière de voir ou de penser. Cette chasteté, c'est-à-dire ici la non prédominance de l'un sur l'autre, un couple la vit aussi, y compris dans ses rapports les plus intimes [o]. Dans l'acte d'amour, en effet, chaque partenaire est appelé à respecter l'autre, à ne pas le dominer, à ne pas le réduire au rang d'objet de plaisir. Cette attention mutuelle est capitale, il en va du respect de chacun.

Afin d'éviter ces deux écueils, notre cheminement nous invite à accueillir et à regarder avec les yeux de Dieu lui-même, c'est-à-dire avec un regard d'amour. La Bible souligne, en effet, que Dieu regarde le cœur et non l'apparence.

---

[o] La sexualité n'est pas abordée ici, méritant qu'on lui consacre un ouvrage en tant que tel.

Accueillir Dieu

L'accueil de l'autre constitue un préalable indispensable à l'accueil de Dieu lui-même. En effet, face à un mystère qui le dépasse, l'homme fait tout pour le réduire à son propre niveau. Ainsi, les sociétés ont eu tendance, à travers les siècles, à projeter sur Dieu leur propre vision de Dieu. Succombant à cette tentation, les hommes ont réduit Dieu aux images qu'ils avaient de Lui (chef de guerre, juge...) étant incapables de l'accueillir tel qu'il était.

Mais le Dieu de la Bible n'est pas un Dieu qui reste extérieur à l'homme et que l'on ne trouve que dans les églises ! C'est au plus profond de nous-même que nous sommes appelés à l'accueillir. Cela nous invite à faire comme Marie, c'est-à-dire à accueillir Dieu en nous et ce, que nous soyons un homme ou une femme. Un mystique allemand du XVIIe siècle, Angélus Silésius, écrivait :

> « Le Christ serait-il né mille fois à Bethléem, s'il ne naît pas dans ton cœur cela ne sert à rien. »

De cette nécessaire intériorité dépend notre croissance spirituelle, mais aussi humaine, car notre corps sera alors véritablement le Temple de Dieu [(p)] !

[(p)] Le huitième jour, vous découvrirez combien, durant la messe notamment, notre corps, nos sens sont constamment mis en éveil, exprimant cet accueil de Dieu et ce passage du visible à l'invisible.

Durée de l'exercice : 10 minutes

Choisissez un endroit, où vous vous sentez bien.

Décidez consciemment de vous arrêter, de prendre le temps de vous asseoir, d'être vous.

Tranquillement, faites « corps » avec votre respiration.

Fermez les yeux, laissez-vous apaiser, rythmer par ce souffle de votre vie.

Posez vos mains, l'une sur l'autre, à l'emplacement de votre cœur. Recueillez-vous, au cœur de ce toucher, de votre silence.

Quand vous vous sentez prêt, détachez vos mains, ouvrez-les, tendez vos bras devant vous.

Vivez la simplicité, l'élan, la dimension d'amour de vos deux bras tendus. « Si je tends la main vers l'autre, je donne et il reçoit, il donne et je reçois ! »

Donner et recevoir, c'est le même geste !

Ouvrez vos bras, pleinement, qu'ils s'arrondissent jusqu'à l'horizontale ! Remplissez-vous de votre inspiration comme un appel. Ouvrez le secret et le sacré. Tendez vos bras vers Dieu.

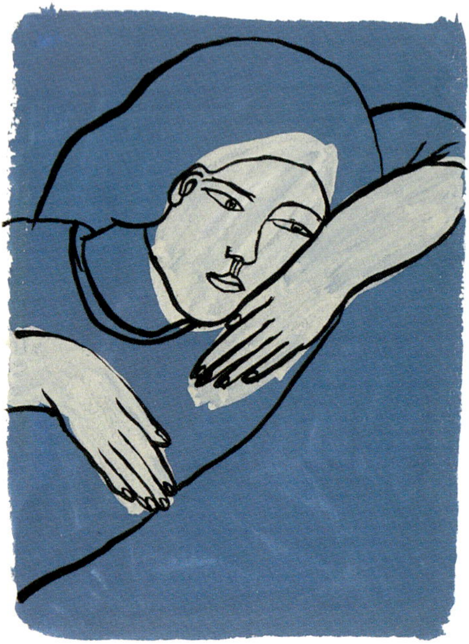

“ L’homme est tout.
Si quelque chose lui manque,
c’est que vraiment
il ignore sa richesse. ”

Angélus Silésius

Prendre soin de soi

Un péché ?!

Il existe en anglais une expression, *Take care of you*, que deux interlocuteurs prononcent au moment de se quitter, et que l'on peut traduire par : « Prends soin de toi. »

Malheureusement, « prendre soin de soi » a été considéré pendant des années, voire des siècles, comme un péché ! « Prendre soin de soi » signifiait, dans l'esprit de certains, donner libre cours à ses tendances égoïstes, à ne pas s'intéresser aux autres. Il fallait au contraire, « s'oublier » et, à l'extrême, s'humilier ! Ainsi pendant trop longtemps on a confondu dans le christianisme humilité et humiliation. Sous prétexte de briser l'orgueil que nous pourrions éprouver, il devenait important de s'humilier devant Dieu, au risque de perdre toute estime de soi, tout amour de soi. Pourtant le mot « humilité » vient du latin *humus*, la terre. Et quel est le propre de la terre ? C'est d'être fertile ! Une bonne humilité bien comprise consiste donc tout d'abord à accepter d'accueillir Dieu en soi. Ensuite de le laisser nous « labourer » comme de la bonne terre afin de laisser croître et se développer tout ce qu'il y a de beau et de grand au fond de chacun d'entre nous. Nous sommes bien loin du dolorisme chrétien qui a marqué des générations entières, et dont il est grand temps de se libérer !

Cette vision chrétienne du rapport à soi imprègne malheureusement encore notre société, et beaucoup de chrétiens ont encore du mal à prendre du temps pour eux, se sentant alors « coupables » de le faire.

Pourtant prendre soin de soi constitue pour un disciple du Christ une véritable obligation !

En effet, on a trop longtemps oublié que le second commandement de Dieu à l'homme, dont nous a parlé Jésus, consiste à aimer son prochain comme soi-même ! Ce soi-même est capital. C'est une question de bon sens. Comment, en effet, aimer, accueillir l'autre, si je ne m'aime pas moi-même ?

Saint Antoine, dans une formule lapidaire, dira dès le IVe siècle « qui se connaît soi-même connaît les autres créatures… qui sait s'aimer soi-même aime aussi les autres ». Quel dommage d'avoir oublié cela au fil des siècles, allant même jusqu'à proclamer que l'amour de soi est un péché ! Il existe pourtant pour un croyant un « bon amour de soi » qui consiste à reconnaître sa propre grandeur. Je suis un être à l'image de Dieu, appelé à lui ressembler. Pour cela, Dieu a mis en moi ce que l'on appelle les « vertus ». Ce mot, avant de revêtir une connotation morale, signifiait que Dieu a déposé en moi des graines que je suis appelé avec son aide à laisser croître et grandir – la confiance, l'amour, l'espérance, la prudence, la justice, la force, la tempérance... Ainsi, comme nous le dit Olivier Clément, théologien orthodoxe, « ces vertus constituent autant de participations aux énergies divines... »

Quel dommage, là-encore, de ne pas en avoir conscience ! Nous retrouverions immédiatement le potentiel qui est en nous, le bon amour de soi, qui ne s'arrête pas à l'apparence, et l'estime de nous-même.

On comprend dès lors que « prendre soin de soi » pour un croyant constitue presque, pourrait-on dire, un passage obligé. Celui-ci revêt plusieurs aspects.

Prendre soin du corps que l'on a

La situation semble sérieuse, et le gouvernement français a déclenché, en février 2004, une campagne nationale intitulée « Notre corps a faim de santé » dont l'objectif est de promouvoir l'activité physique. On estime en effet qu'entre 20 % et 50 % des français n'atteignent pas le niveau d'activité physique recommandé pour vivre en bonne santé. Or cette sédentarité est dangereuse et constitue non seulement l'un des principaux risques de maladies cardio-vasculaires (premiètre cause de mortalité en France avec 170 000 décès annuels), mais elle est en plus à l'origine de certains cancers, de diabète, de problèmes liés à l'ostéoporose, au surpoids et à l'obésité. Face à ce constat, cette campagne préconise un minimum d'activité physique : trente minutes de marche rapide chaque jour ainsi qu'une alimentation équilibrée.

Pourquoi diffuser une telle information dans un ouvrage chrétien sur le corps ?

Justement parce qu'un chrétien est appelé à se sentir responsable de son corps et à en prendre soin !
N'est-il pas le Temple de l'Esprit-Saint ? Ce soin du corps n'est donc pas basé sur l'apparence, mais sur ma dignité profonde. Il participe à notre croissance intérieure, stimulant notamment notre vigilance.

Pour cela un disciple du Christ est appelé :

- A veiller à son alimentation. Il est important, par exemple, de consommer de manière équilibrée du poisson ou de la viande et de préférer les légumes frais. Le jeûne, lorsqu'il est suivi sans excès, marque notre désir de maîtriser notre corps. Ainsi, choisir de manger légèrement une fois par semaine est excellent pour la santé du corps et de l'âme !

- A veiller à son hygiène de vie, qu'il s'agisse du sommeil ou de la place de l'activité physique dans la journée. Si nous sommes trop fatigués ou si nous avons pris l'habitude de trop manger sans faire de sport, notre corps en subit les conséquences. Cela entrave aussi notre vie spirituelle, entraînant une somnolence alors qu'un chrétien est un éveillé ! Un peu d'exercice à l'heure qui vous conviendra le mieux participera grandement à cet éveil.

- A veiller à son apparence et à ses vêtements. La manière dont nous traitons notre corps en dit long sur le regard que nous avons sur nous-même. Veiller à ses vêtements, à leur propreté, ainsi qu'à celle de notre corps, c'est montrer que nous nous respectons et que nous avons de l'estime pour nous-même.

- A veiller au monde dans lequel nous vivons. Comme nous l'avons déjà noté plus haut, un disciple de Jésus est, par essence, écologiste. Il est donc important qu'au quotidien et là où nous sommes nous puissions prendre soin du monde dont nous sommes les intendants. Ne nous conduisons pas en prédateurs. Il est temps de refuser que, pour des raisons notamment purement économiques, notre planète soit sacrifiée. C'est inacceptable. De même, à notre niveau, nous pouvons veiller à ne pas polluer notre environnement – auto-limitation de la consommation d'eau, recyclage des déchets...

- A savoir prendre du temps pour lui. Il est important de savoir s'arrêter et de faire des choses qui nous font plaisir. Ce temps n'est en rien du temps perdu, il nous permet de recharger les batteries.

D'autres champs d'action sont possibles, et c'est à chacun d'entre nous de les explorer. Ces points d'attention ont pour objet de nous permettre de mieux nous sentir dans ce corps, don de Dieu. Reconnaître la dignité de notre corps, prendre soin de lui, peut nous aider à prendre conscience de la dignité du corps de l'autre et nous inviter à prendre soin de lui. Cependant, n'attendons pas d'être au « top » de notre forme pour tendre la main à ceux qui ont besoin de notre aide. Le souci de soi est indissociable du souci de l'autre.

Prendre soin du corps que l'on est

Nos contemporains en effet découvrent actuellement à bon escient que le retour sur soi peut être un bon moyen de se ressourcer et que la méditation peut constituer le meilleur des anti-stress. On se rend compte enfin que l'on ne peut vivre uniquement dans « le faire et l'avoir », mais « qu'être » est important. On ne peut que se réjouir de cette découverte. Malheureusement beaucoup, y compris des chrétiens, estimant la tradition chrétienne sans aucun outil en ce domaine, vont chercher ailleurs les moyens de se ressourcer. D'où un certain « mélange » sur le marché du spirituel aujourd'hui, chacun faisant ce qu'il peut en fonction des éléments rencontrés. Regrettons là-aussi la timidité actuelle des chrétiens en ce domaine, et parfois même leur sentiment de culpabilité. Non, la foi au Christ n'est pas qu'une question de dogmes et d'interdits ! Non, elle ne se réduit pas à une morale. Ainsi, dès le IVe siècle, Isaac le Syrien écrivait :

> « Efforce-toi d'entrer dans le trésor de ton cœur, et tu verras le trésor du ciel [...] L'échelle de ce Royaume est en toi, cachée dans ton âme. Plonge en toi-même... C'est là que tu trouveras les degrés par lesquels tu pourras t'élever. »

Cette soif d'intériorité, d'autres chrétiens l'ont connu avant nous. Malheureusement, des générations entières semblent en avoir eu peur. Cette intériorité est pourtant fondamentale, et il est étonnant que plusieurs traductions de la Bible n'en aient pas tenu compte. Ainsi, les bibles modernes traduisent, comme suit, une parole de Jésus que l'on trouve dans l'évangile de Luc :

« Le royaume de Dieu est *parmi* vous. » *Luc 17, 20*

Les Pères de l'Eglise, eux, ont fondé tous leurs commentaires sur la traduction suivante :

« Le Royaume de Dieu est *en* vous. »

Nos contemporains découvrent donc aujourd'hui, intuitivement, ce à quoi Jésus nous invitait il y a deux mille ans ! En retrouvant le chemin de l'intériorité par la méditation, ils retrouvent cette dimension céleste propre à chacun d'entre nous. Ils l'expérimentent et trouvent la paix.

Rappelons que le mot « méditation » vient du latin *meditari* qui signifie « être conduit au centre ». Comme le soulignait Graf Dürckheim (XXe siècle), « ce centre n'est pas quelque chose vers quoi l'homme se concentre, mais quelque chose qui concentre l'homme, en le rassemblant de l'intérieur et vers l'intérieur[33]. »

On comprend dès lors toute l'importance de la méditation qui permet à l'homme de retrouver cette part de ciel qui est en lui, comme nous le dit avec finesse Angélus Silésius :

« Arrête, où cours-tu, le ciel est en toi. Si tu cherches Dieu ailleurs, tu Le manques à tous les coups. »

Retrouvant en nous cette dimension céleste, nous devenons alors capables de la contempler dans l'autre et par là-même de le respecter.

Prendre soin du corps que l'on a

Comme le fait remarquer la campagne « Notre corps a faim de santé », il n'est pas nécessaire de pratiquer un sport pour avoir une activité physique. C'est pourquoi elle recommande non seulement trente minutes de marche rapide chaque jour, même en plusieurs fois, mais aussi :

- de prendre l'escalier plutôt que l'ascenseur ;
- de faire les trajets courts à pied plutôt qu'en voiture ;
- de descendre un arrêt de bus ou de métro plus tôt ;
- de mettre plus d'énergie dans nos gestes et activités au quotidien ;
- d'aller à la piscine ;
- de programmer des promenades en forêt, de s'inscrire dans un club de sport ou de danse...

Remarquons de plus que, selon David Servan-Schreiber auteur de *Guérir*, un ouvrage vendu à plus de 400 000 exemplaires, le cerveau sécrète pendant l'effort physique de l'endorphine, source de bien être et de plaisir !
Le sport constitue donc un élément majeur dans la recherche du bien être.

> « Pour des patients déprimés ayant entre cinquante et soixante dix sept ans, le simple fait d'effectuer trente minutes de marche vive, sans courir, produit au bout de quatre mois exactement le même effet que la prise d'anti-dépresseur... Non seulement l'effort physique régulier permet de guérir un épisode de dépression, mais il permet aussi probablement de les éviter. »
>
> *David Servan-Schreiber*

Prendre soin du corps que l'on est

Les conseils précédents sont importants pour prendre soin de son corps. Ils ne sont bien évidemment pas indispensables pour méditer, mais ils peuvent y participer.

En effet, la méditation, que certains d'entre nous peuvent pratiquer, saisit l'homme tout entier participant à cette unité de l'être recherchée par tous. En retrouvant notre source intérieure, en retrouvant cette étincelle divine qui nous anime, notre corps devient le lieu de la transfiguration. Peu importe qu'il soit beau ou laid, bien portant ou malade.

La méditation constitue un véritable chemin de transformation intérieure car elle transforme notre regard sur nous-même, sur les autres et sur Dieu.

Le cœur couvre en spiritualité une réalité bien plus grande que la seule affectivité, puisqu'il désigne l'homme tout entier, devient le lieu de la rencontre, le lieu de l'union avec Dieu. N'oublions pas que si l'homme est à l'image de Dieu, il est aussi appelé à la ressemblance. Cette notion de divinisation de l'homme est fondamentale chez les chrétiens d'Orient, malheureusement trop oubliée par les chrétiens d'Occident. Pourtant saint Irénée disait : « Dieu s'est fait homme pour que l'homme devienne dieu » !

Alors, sachons nous arrêter pour découvrir/redécouvrir cette dimension céleste qui nous habite et nous transforme.

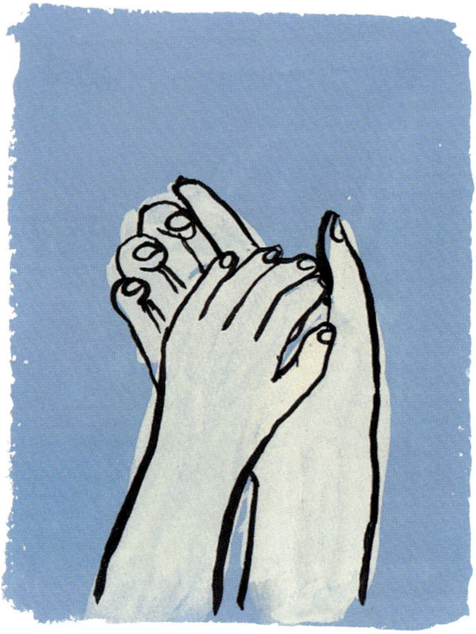

« La Sagesse éternelle bâtit :
je serai son palais
quand elle aura trouvé le repos,
Elle en moi et moi en Elle. »

Angélus Silésius

Exprimer par mon corps l'invisible

Des gestes oubliés

Il semble bien que nous ayons perdu au fil des siècles la capacité d'exprimer notre prière avec notre corps. L'émergence de courants spirituels extérieurs au christianisme qui, au contraire, ont une approche globale de l'homme, doit constituer pour chacun une incitation à redécouvrir le sens des gestes chrétiens de la prière et à les utiliser.

Ceux qui nous ont précédés le faisaient de manières extrêmement variées, et c'est avec eux que nous allons maintenant développer certaines attitudes corporelles particulièrement riches spirituellement. Reflets extérieurs de notre être intérieur, elles expriment notre désir de nous tourner vers Dieu. Elles nous permettent de mieux « habiter » notre corps et, par là-même, de nous sentir bien. Ces gestes ne sont donc en rien théoriques et nous ne vous proposons pas une séance d'aérobic ! N'hésitez pas durant la lecture de ce chapitre à les effectuer au fur et à mesure. Votre lecture n'en sera que plus riche !

La position debout

Traditionnelle, cette position est centrale pour un disciple de Jésus, et pour plusieurs raisons.

Tout d'abord parce qu'elle correspond à une invitation du Christ lui-même : « Levez-vous et priez ! » (Evangile selon saint Luc, 22, 46). Ensuite parce que le mot « ressusciter » signifie, comme nous l'avons vu précédemment, non seulement ressusciter, mais aussi « s'éveiller, se lever, se mettre debout ». Les premiers chrétiens l'ont très vite compris et le dimanche, où l'on fête la résurrection du Christ, la position traditionnelle du disciple de Jésus est debout. Quand la vie se fait trop dure, il est bon de ne pas oublier que c'est en « ressuscités» que nous sommes appelés à vivre, c'est-à-dire debout. Croire ne constitue donc pas, contrairement à ce qu'ont dit certains, une fuite face au réel. La foi, au contraire, nous aide à tenir debout malgré les épreuves et à aider notre entourage à faire de même. Se mettre debout pour la prière nous le rappelle concrètement.

De temps en temps, plutôt que de rester assis pour la prière, mettez-vous debout. Cela peut se faire chez vous, ou bien à l'occasion d'une promenade en forêt, au bord de la mer ou en montagne. La position debout, naturelle à la plupart d'entre nous, d'automatique deviendra consciente. Tournez-vous vers Dieu et dites doucement : « Grâce à toi Seigneur, je suis un homme/une femme debout ! » ou bien « Seigneur aide-moi à rester debout ! »

Lever les mains et les yeux vers le ciel

Cette position est elle aussi traditionnelle dans la Bible où on la retrouve à moult reprises. Ce geste est important car il exprime le fait que le chrétien, qui vit en « ressuscité », c'est-à-dire debout, est en tension entre le ciel et la terre. Cela exprime aussi la relation qui nous unit à Dieu : par ce geste d'offrande – et non de soumission ! – nous confions à Dieu toute notre vie.

Reprenez la position précédente, et écartez légèrement vos pieds afin d'obtenir une bonne stabilité. Vous sentez bien le sol sur lequel vous prenez racine, sur cette terre dont vous êtes issu. *Inspirez... expirez...* Levez les mains et les yeux vers Dieu qui « habite dans les cieux » comme nous le dit le psaume 122 car vous êtes vous aussi céleste. Dites alors tout simplement un Notre Père, la prière que Jésus a apprise à ses disciples, ou une autre prière que vous aimez particulièrement.

A genoux

Si, comme nous l'avons vu précédemment la position du ressuscité est la position debout, il peut arriver que nous ressentions aussi le besoin de nous mettre à genoux. Cette position peut exprimer notre respect devant Dieu, notre lâcher-prise, notre confiance, mais aussi notre épuisement ou le regret de tous nos manques d'amour et du mal que nous avons pu commettre. Mais cette position n'a de sens qu'en lien étroit avec la position debout. Malheureusement, en Occident, nous avons tendance à nous mettre à genoux, parfois trop longtemps, sans faire attention au relèvement, car à ce moment là nos articulations nous font mal… C'est dommage ! Car si le désespoir, le regret du mal commis nous ont jetés à terre, Dieu, Lui, nous remet debout et c'est ce qui est important. Notre corps exprime là aussi une réalité intérieure.

Quand vous vous mettez à genoux, faites bien attention au moment où vous allez vous relever. Que votre agenouillement soit confiant, car Dieu vous tend la main afin de vous aider à vous remettre debout. N'oubliez pas ce que disaient les grands saints : « Sur le chemin de la sainteté, l'important n'est pas de tomber, mais de se relever ! »

La prostration

Le fait de se coucher sur le sol est désormais réservé aux diacres, aux prêtres lors de leur ordination ou aux religieux et aux religieuses lors des engagements temporaires ou perpétuels. Il n'en a pas toujours été ainsi. Les premiers chrétiens pratiquèrent ce geste en Orient et en Occident pendant plus d'un millénaire, imitant par là Jésus lui-même qui, au jardin des Oliviers, avant de mourir, « se jeta face contre terre et pria Dieu ». Ce geste, appelé « métanie », exprime non seulement notre désir de nous tourner vers Dieu, de lui offrir notre vie, mais il constitue aussi un relais lorsque nous n'arrivons plus à prier. Ainsi, lorsque nous nous prosternons, tout notre corps se fait prière.

Si vous n'avez jamais effectué une prosternation, et si vous en avez la capacité physique, effectuez ce geste en plaçant devant vous une icône du Christ. Restez ainsi quelques minutes et relevez-vous doucement, prenant conscience que c'est Dieu qui vous relève, vous donnant force et élan.

Pour conclure

Nous venons de voir rapidement quelques gestes de la prière. Mais certains d'entre vous peuvent ne pas pouvoir les effectuer pour des raisons physiques et se demandent alors comment leur corps va être impliqué dans la prière. C'est Origène qui nous répond.

> « Les circonstances peuvent amener à prier assis… ; ou même couché… on peut prier sans prendre d'attitude extérieure… »

N'oublions jamais que Dieu nous a rendu libres !

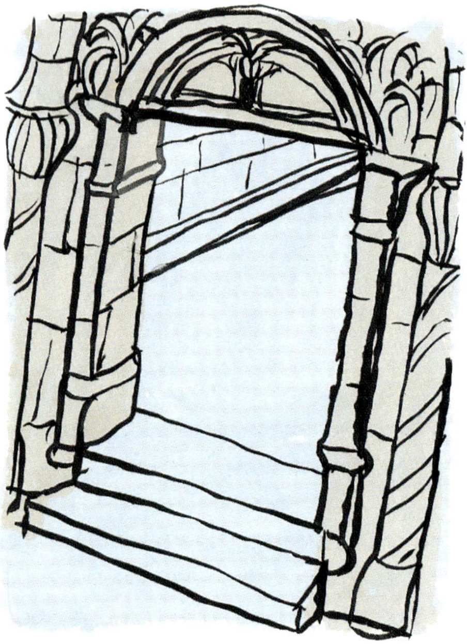

“Le monde est ma mer ; le marin, l'Esprit de Dieu ; le navire est mon corps ; mon âme, la voyageuse rentrant à la maison.”

Angélus Silésius

La messe : passer avec notre corps de l'esclavage à la liberté

La messe, une aventure extraordinaire !

Si le nombre de personnes se rendant régulièrement à la messe est en baisse, si les jeunes en sont les grands absents, si beaucoup disent s'y ennuyer, ce n'est pas seulement du fait de nos liturgies, un peu tristes, du manque de chaleur et d'attention des uns par rapport aux autres [q]. C'est aussi parce que nous n'en comprenons plus la signification profonde. Il ne suffit pas de dire que « l'eucharistie est la source et le sommet de la vie chrétienne ». Encore faut-il percevoir en quoi la messe constitue un véritable chemin de libération, dont notre corps est le partenaire, exprimant ce que nous vivons intérieurement. Malheureusement « l'habitude » a peu à peu évacué cette dimension au profit du rituel…

Souvenez-vous ! Les Hébreux étaient prisonniers en Egypte. Sous l'impulsion de Moïse, lui-même

---

[q] Pour aller plus loin, nous vous invitons à lire *J'ai choisi d'être prêtre. Un autre regard sur le monde*, écrit par Patrice Gourrier et Jacques Rigaud. Dans cet ouvrage, les auteurs, avec un regard bienveillant et lucide, analysent la crise que traverse actuellement l'Eglise, et les causes de la désaffection de beaucoup.

inspiré par Dieu, ils ont quitté cette terre d'esclavage, ont traversé la mer Rouge et se sont rendus au désert. Là, Dieu leur a donné ses commandements ainsi que la manne afin de leur permettre de survivre dans un environnement hostile. Après avoir erré un certain temps, ils ont pu atteindre la Terre promise, terre où ruisselaient le lait et le miel, terre où ils étaient enfin libres. C'est ce que nous allons maintenant expérimenter avec notre corps, nous appuyant plus particulièrement sur la célébration du dimanche.

Vous êtes sceptiques ? Laissez-vous guider !

Surtout mettez en pratique ce que vous allez lire, durant la prochaine célébration à laquelle vous participerez. Vous allez découvrir, en effet, combien notre corps est en mouvement durant celle-ci exprimant par nos gestes notre cheminement intérieur et communautaire.

L'accueil

A l'appel des cloches (**l'ouïe**), « voix de Dieu qui appelle l'homme et voix des hommes qui crient vers Dieu », comme nous le rappelle le rituel des Bénédictions, vous vous mettez en route vers l'église. Vous n'y allez pas comme si vous alliez au supermarché ou au cinéma. Vous y allez, car vous estimez que participer à celle-ci, avec d'autres disciples de Jésus, est suffisamment important pour que vous quittiez votre domicile alors que vous auriez pu rester au lit ou faire autre chose. Votre corps exprime par votre marche ce désir, et le chemin entre votre domicile et l'église devient alors à lui seul un véritable pèlerinage. Vous pouvez durant celui-ci pratiquer en marchant « la prière du cœur » décrite tout à l'heure.

Arrivé à l'église, en mettant votre main dans le bénitier (**le toucher**) vous effectuez avec celle-ci un signe de croix. Ces gestes vous renvoient à votre baptême, jour où vous êtes devenu le « Temple de l'Esprit ». La musique vous accueille (**l'ouïe**). Elle est là pour vous aider à vous élever. Accueillez-la sans la juger. De même, l'église a été décorée de fleurs, de bougies (**l'odorat, la vue**) afin de vous aider à grandir, leur beauté étant là pour nous élever. Alors, tous ensemble, durant le rite pénitentiel, les chrétiens reconnaissent que, durant la semaine, leur vie n'a peut-être pas été vécue sous le signe de l'alliance avec Dieu. En effet, Dieu est bon. Il a créé l'homme à son image. L'homme n'est donc vraiment lui-même que lorsqu'il est bon et fait le bien. Dès qu'il opte pour le mal, il ne vit plus selon sa nature et devient esclave de celui-ci, tout comme les juifs étaient prisonniers en Egypte. Cette reconnaissance étant faite, le désir de refaire alliance avec Dieu s'étant exprimé, commence alors le « Gloire à Dieu » (**chanté !**) puis vient le temps des lectures (**l'ouïe**).

Les lectures

Après trois lectures, tout le monde se lève afin d'acclamer l'Evangile ! Mais savez-vous pourquoi vous vous levez ? Pas seulement par respect, ni parce que votre voisin s'est levé. Mais parce qu'avec votre corps, vous exprimez que la Parole de Dieu, contenue dans les Evangiles, vous met debout. Oui, cette Parole nous aide à tenir debout dans une vie parsemée de joies, mais aussi de difficultés. En nous mettant debout pour écouter l'Evangile, nous exprimons donc notre confiance, notre espérance dans cette Parole de Dieu qui nous aide à vivre. Il en va de même pour le Je crois en Dieu. Notre foi en effet nous met debout, c'est pourquoi nous nous levons pour la proclamer. Notre corps exprime ainsi de manière visible ce que nous vivons intérieurement.

La prière eucharistique

Durant la prière eucharistique, et plus particulièrement lors de la consécration[r], nous nous mettons debout. Nous exprimons par ce geste non seulement notre respect, mais surtout le fait que le pain de la Vie nous met debout et que, avec lui, nous n'avons pas à craindre la mort, car nous sommes appelés à vivre dès à présent en ressuscités. Conformément à la tradition, nous célébrons en effet ce jour-là la résurrection du Christ et la nôtre, et c'est debout que nous sommes invités à le faire. Nous pouvons bien sûr choisir de nous mettre à genoux, chacun

[r] Lorsque le prêtre étend les mains sur le pain et le vin, redisant les paroles de Jésus : « Ceci est mon corps livré pour vous… »

d'entre nous doit se sentir libre. Mais si cette position devient habituelle le dimanche, nous risquons de ne jamais faire l'expérience du relèvement ! La présence d'encens (**l'odorat**) durant la consécration peut nous aider à nous élever car l'encens constitue « l'hommage du fini à l'infini, du mortel à l'immortel ».

La communion

Avant la démarche de la communion, deux moments très importants nous sont proposés : le Notre Père et le geste de paix. Ce geste de paix constitue une conséquence directe du Notre Père. En effet, si nous sommes invités par Jésus lui-même à dire « Notre Père », et non pas « Mon Père », c'est bien pour signifier notamment que Dieu est le Père de chacun d'entre nous et que nous sommes tous frères. Dès lors, partager la paix du Christ avec ceux et celles qui nous entourent n'est pas « anormal » ou démagogique comme certains le prétendent. Ce qui est anormal, et que nous rencontrons trop souvent dans nos communautés, c'est de ne pas nous intéresser à ceux et celles qui sont autour de nous durant la célébration du dimanche, presque gênés pas leur présence. La messe du dimanche ne constitue pas, en effet, une dévotion personnelle, mais c'est en communauté, et donc avec ceux et celles qui la composent, que nous célébrons notre foi. Partager la paix donnée par Dieu en serrant la main de ceux qui nous entourent ou par l'accolade (**le toucher**), est un signe visible de cet invisible lien qui nous unit. Là encore notre corps fait partie intégrante de notre démarche. De plus, précisons bien que la paix transmise n'est en rien celle de mon voisin ou de ma voisine, mais la paix même de Dieu, paix que nous avons bien du mal à imaginer car elle dépasse tout ce que nous connaissons. Encore faut-il être disposé à la recevoir.

Nous allons ensuite communier au corps du Christ. Une file se crée alors, mais ce n'est pas une file d'attente ordinaire. Non ! Les quelques mètres qui nous séparent du point de communion constituent un véritable pèlerinage durant lequel nous pouvons cheminer en prononçant intérieurement le nom de « Jésus ». Nous allons nous donner à Dieu, et lui va se donner à nous. En effet, nous ne prenons pas l'hostie de nous mêmes. Elle nous est d'abord montrée (**la vue**), et ensuite déposée dans nos mains ouvertes (**le toucher**). Nous la recevons avant de la consommer (**le goût**), puis nous regagnons notre place.

L'envoi

Durant l'envoi, nous nous relevons, et pas seulement parce que la messe se termine !

Nous nous relevons car, nourris par la Parole de Dieu et par le Pain de Vie, nous pouvons repartir dans le monde, libérés de l'esclavage.

Le prêtre bénit l'assemblée « au nom du Père, du Fils et du Saint Esprit » et tous ensemble nous traçons sur notre corps un signe de croix (**le tou-**

cher). Geste important avant de partir, car « bénir » signifie « dire du bien, souhaiter du bien ». Dieu nous aime et désire notre bonheur.

Nous sommes ensuite envoyés « dans la paix du Christ » afin de témoigner dans le monde de ce que nous venons de vivre et de partager. Il est donc capital pour pouvoir transmettre cette paix, qui n'est rien d'autre que la présence de Dieu en nous, de l'avoir accueillie. L'enjeu est capital car, comme l'écrivait saint Séraphin de Sarov, « une âme en paix en sauvera des milliers ».

Durant les célébrations auxquelles vous assisterez n'hésitez pas à reprendre ce parcours en faisant de votre corps le « partenaire » de votre démarche spirituelle. N'hésitez pas non plus durant la préparation des célébrations à ce que l'attention soit plus particulièrement portée sur tel ou tel geste durant leur déroulement.Il nous faut réhabiter nos célébrations et ne pas en rester les spectateurs passifs.

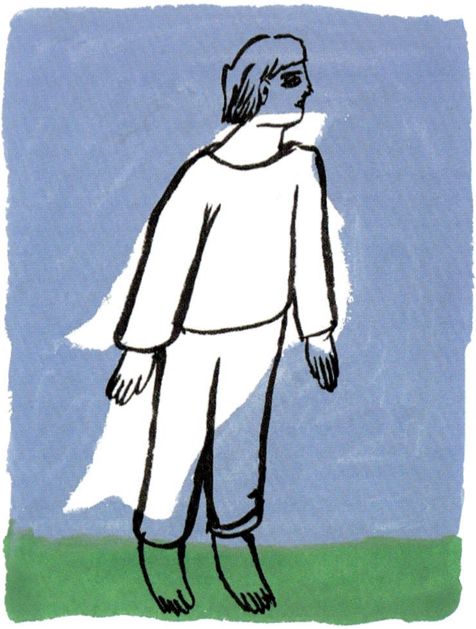

“Homme, tout ce que tu veux
est d’ores et déjà en toi ;
mais tout tient au fait
que tu l’empêches de sortir.”

Angélus Silésius

De l'arbre planté à l'homme debout [34]

Nous venons d'effectuer tout au long de ce parcours un nécessaire travail d'apprivoisement de notre corps. En effet, nous avons trop souvent tendance à vivre à côté de lui. Emportés par le rythme de la vie quotidienne, nous vivons comme décalés. Nous ne suivons plus le rythme du soleil et, dans des villes de plus en plus étendues, nous avons bien du mal à suivre celui des saisons. Nous n'écoutons plus, ou trop, peu notre horloge biologique, notre temps intérieur. Nous ne savons plus prendre notre temps, car le temps, comme on nous l'a répété trop souvent, « c'est de l'argent ». Pourtant, il est important de savoir s'arrêter, de faire silence, afin de retrouver nos racines. Un vieux moine, qui vivait il y a près de mille six cents ans, écrivait « qu'un arbre fréquemment transplanté ne prend jamais racine ». Cette parole de sagesse nous concerne tous et nous invite, à la fin de ce parcours, à souligner trois lignes de force.

Vivre les pieds sur la terre

Dans plusieurs des exercices proposés, nous vous avons demandé de retirer vos chaussures afin de sentir le sol sous vos pieds. Ainsi, de manière visible, vous avez expérimenté cette nécessité de trouver votre point d'équilibre, de prendre conscience de votre stabilité pour retrouver vos racines et la nécessaire confiance en vous-même. Cette sensation d'enracinement vous a permis d'expérimenter de manière visible la dimension terrestre qui est la vôtre.

Accueillir son axe vertical et horizontal

Pour de nombreux mystiques, la colonne vertébrale constituait l'échelle qui permettait, grâce à une juste tension, de vivre cette dimension verticale, céleste, à laquelle chacun est appelé. Juste tension, car si une trop grande tension intérieure peut provoquer le stress et nous casser comme un arc trop tendu, la juste tension au contraire nous permet de nous tenir debout au sein du monde. Mais la dimension horizontale est aussi importante. Ces deux lignes intérieures sont en fait complémentaires et permettent de prendre conscience de notre autonomie au cœur de notre espace vital. Tel un arbre bien enraciné dans le sol, le tronc bien droit, les branches déployées vers le ciel et largement ouvertes, nous pouvons laisser s'épanouir ce corps que nous sommes.

Retrouver le souffle vital

La respiration, nous l'avons vu, telle la sève nécessaire au développement de l'arbre, nous permet de prendre conscience de ce souffle vital qui nous anime. Par l'inspiration, nous respirons la vie, par l'expiration nous lâchons prise. Entrons dans le Souffle !

A lire pour aller plus loin

Cet ouvrage a mis l'accent sur la dimension corporelle de chacun d'entre nous. Pour aller plus loin dans cette recherche, nous vous conseillons quelques lectures :

Xavier Lacroix : *Le Corps de l'esprit* (Cerf, 1999).
Geneviève Comeau : *Le Corps. Ce qu'en disent les religions* (Editions de l'Atelier, 2001).
Gilbert Browstone, Albert Rouet : *L'Eglise et l'art d'avant-garde. De la provocation au dialogue* (Albin Michel, 2002).
Kallistos Ware : *Tout ce qui vit est saint. Le sel de la terre* (Cerf, 2003).
Pour découvrir la Méthode Vittoz :
Face aux ruptures de la vie, la Méthode Vittoz, une réponse possible, une production Vittoz IRDC (Editions Chronique Sociale, 2001).

Pour approfondir concrètement le lien corps, âme, esprit :
P. Gourrier, J. Desbouchages : *Talitha Koum ! Eveille la source qui est en toi* (Desclée de Brouwer/Prier, 2001).
Clément Schilling : *Guérir au souffle de l'Esprit* (Salvator, 2004).
Alphonse et Rachel Goettmann : *L'Au-delà au fond de nous-même. Initiation à la méditation* (Albin Michel, 1997).
Alphonse et Rachel Goettmann : *Sagesse et pratique du christianisme* (Plon/Mame, 1995).
Annick de Souzenelle : *La Parole au cœur du corps* (Albin Michel, 1993).
Prier de tout son corps (Hors série n°68 de le revue Prier).
David Servan Schreiber : *Guérir le stress, l'anxiété et la dépression sans médicaments ni psychanalyse* (Robert Laffont, 2003).

Quelques repères historiques

❑ Irénée de Lyon (v.120-200) est né en Asie Mineure. Il fut évêque de Lyon, et auteur d'un ouvrage intitulé *Contre les hérésies*.
❑ Grégoire de Nazianze (329-389), fils d'un évêque de Nazianze devint à son tour évêque. Il présida le concile de Constantinople et écrivit de très nombreux ouvrages dont *Cinq discours théologiques sur la Trinité*.
❑ Grégoire de Nysse (v. 335-395) accepta après un passage dans un monastère de devenir évêque de Nysse en 371. Son œuvre littéraire est immense.
❑ Evagre le Pontique (345-399) fut conseiller de Basile de Césarée et de Grégoire de Nazianze, avant de devenir moine dans le désert d'Egypte.
❑ Augustin d'Hippone (354-430) né d'un père païen et d'une mère chrétienne se convertit au christianisme vers l'âge de 32 ans. Il est

l'auteur de nombreux ouvrages, dont le plus connu, *les Confessions.*
❑ Angélus Silésius (1624-1677), médecin et poète, voulu réformer le luthéranisme officiel dans le sens de l'intériorisation et de l'expérience mystique.
❑ Maurice Zundel (1897-1975) fut ordonné prêtre en 1919. L'homme se trouve au centre de sa théologie spirituelle. Il est l'auteur de très nombreux ouvrages dont *Je parlerai à ton cœur.*
❑ Olivier Clément, (XXe siècle) athée converti au christianisme orthodoxe, professeur, théologien, et écrivain.
❑ Alphonse et Rachel Goetmann (XXe siècle) auteurs de plusieurs ouvrage ont créé le centre spirituel Béthanie, maison de prière et de contemplation.

Notes

(1) Gilbert Browstone, Albert Rouet : *L'Eglise et l'Art d'avant-garde. De la provocation au dialogue* (Albin Michel, 2002, p. 143).
(2) Tous les textes d'Angélus Silésius sont extraits du *Pèlerin chérubinique* (Cerf, 1994).
(3) Michel Onfray : *Féeries anatomiques* (Grasset, 2003, p. 217).
(4) Michel Onfray : *Féeries anatomiques* (Grasset, 2003, p. 215).
(5) Michel Onfray : *Féeries anatomiques* (Grasset, 2003, p. 209).
(6) *Dynamique commerciale*, mai/Juin 2002.
(7) *Psychologies*, juin 2002.
(8) Annick de Souzenelle : *La Parole au cœur du corps* (Albin Michel, 1993, p. 49).
(9) *Psychologies magazine*, janvier 2004, p. 117.
(10) Jean Climaque : *L'Echelle sainte* (Spiritualité Orientale n°24, 15/88, Bellefontaine, 1986, p. 176).
(11) *50 mots de la Bible* (Cahiers Evangile, n°123, Cerf, 2003, p. 12.)
(12) Nous empruntons les développements qui suivent concernant le regard des grecs sur le corps au *Dictionnaire de la spiritualité*, article « Corps », colonnes 2338 à 2342.
(13) 50 mots de la Bible (Cahiers Evangile, n°123, Cerf, 2003, p. 12).
(14) Kallistos Ware : *Tout ce qui vit est saint* (Le sel de la terre, Cerf, 2003, p. 65).
(15) Notons tout de même la méthode Jousse
(16) Première Lettre de saint Paul apôtre aux Corinthiens, chapitre 16, versets 19 et 20.
(17) Première Lettre de saint Paul apôtre aux Corinthiens, chapitre 6, verset 15.
(18) Pour aller plus loin, Kallistos Ware : *Tout ce qui vit est saint* (Le sel de la terre, Cerf, 2003).
(19) *Prier de tout son corps* (Hors série n°68 de le revue *Prier*, p.16.)
(20) Annick de Souzenelle : *La Parole au cœur du corps* (Albin Michel, 1993, p.38).
(21) *Prier de tout son corps* (Hors série n°68 de le revue *Prier*).

[22] Informations trouvées sur le site www.baillement.com
[23] Thérèse Berthelot : *Le Corps a ses raisons* (Points actuels, Seuil, 1976).
[24] Le docteur Vittoz, médecin généraliste suisse, a constaté que les malades nerveux fournissaient l'essentiel de sa clientèle. Il a pratiqué l'hypnose pour soigner les troubles nerveux, puis il a cherché une technique dans laquelle le malade serait actif car il lui paraissait nécessaire que celui-ci devienne l'artisan de sa propre guérison. Il a mis au point une technique qu'il a expérimenté sur lui-même en proie aux mêmes difficultés.
Il a choisi l'appellation de « Méthode » car, suivant l'etymologie grecque cela signifie « la route », « le chemin ». La Méthode Vittoz est bien un chemin dont les différentes étapes sont importantes et doivent être respectées. Pour plus de renseignements adressez-vous à l'IRDC : Vittoz IRDC Paris 39, rue Lantiez, 75017 Paris. Tél : 01 42 63 66 44. Fax : 01 42 63 66 29. Ou rendez vous sur le site www.vittoz.org
[25] Pierre Pallardy : *Vaincre fatigue, stress, déprime et protéger son cœur* (Robert Laffont, 2003, p. 169). A lire aussi, David Servan Schreiber : *Guérir* (Robert Laffont, 2003).
[26] Trouvé sur le site du journal *Psychologies* : www.psychologies.com
[27] Pour aller plus loin lire de Kallistos Ware : *Tout ce qui vit est saint* (Le sel de la terre, Cerf, 2003, p. 131 et suivantes).
[28] Justin : *Traité de la Résurrection* (8, traduction de E. Gauché, Œuvres complètes, Paris, Migne, 1994, p. 353-356 cité par *L'Homme et son salut*, tome II, Desclée, 1995, p. 92).
[29] Saint Augustin : *La Cité de Dieu* (XXI; BA 37, p. 427, cité par *L'Homme et son salut*, tome II, Desclée, 1995, p. 109).
[30] Vous trouverez dans *Prier avec tout son corps*, le numéro spécial de la revue *Prier*, un certain nombre d'initiatives qui existent en France, avec leurs coordonnées. Mentionnons l'association Talitha Koum qui, outre des groupes de prière du cœur où sont associés la prière et la respiration, a aussi lancé des groupes et des sessions « corps et prière », mais aussi des marches méditatives. Pour en savoir plus : Talitha Koum, 27bis place Montierneuf, 86000 Poitiers. Tél : 05 49 37 83 31. Site www.talithakoum.asso.fr
[31] Talitha Koum est une association louée et recommandée par l'archevêque de Poitiers selon le canon 295 du Code de droit canon.
[32] *Prier de tout son corps* (Hors série n°68 de la revue *Prier*, p.5).
[33] Graff Dürkheim : *Pratique de la Voie intérieure. Le quotidien comme exercice* (Le Courrier du livre, 1972).
[34] Ce titre et le contenu de la conclusion s'inspire directement du cours assuré par Pierre Bonhommeau, enseignant à l'IRDC, cité plus haut.

Illustrations : Hélène Rajcak
Couverture : détail d'un tableau d'Elijah Walton (1865), Bridgeman
Réalisation maquette : Martine Ullmann
Editeur : Malesherbes Publications - 163 boulevard Malesherbes
75859 Paris cedex 17. RCS Paris B 323 118 315.
Diffuseur : Desclée de Brouwer - 131, rue Paul Vaillant-Couturier
92240 Malakoff - Tél. : 01 46 56 79 90.
N° ISBN : 2-220-05348-2.
Imprimé en France par SIPE - 25110 Baume-les-Dames -
n° imprimeur : 15680.
Dépôt légal : mai 2004.